당신의 미래를 책임지는
일곱 가지 건강관리 습관

7-Habit

_____ 님

하루하루를 위한 건강한 응원을 담았습니다.

좋은 습관이 매일의 흐름을 바꾸고,

당신의 삶이 건강한 리듬으로 채워지길 바랍니다.

_____ 드림

당신의 미래를 책임지는
일곱 가지 건강관리 습관

7-Habit

Core
Exercise
Recover
Anti-Aging
Good Circulation
Energy
Mindset

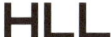

Prologue

여는 글

인생에서 가장 중요한 것은 무엇인가?

사람은 누구나 돈, 가족, 사랑, 일 등 다양한 가치를 좇으며 살아간다. 그런데 이 모든 가치가 성립하려면 단 하나, 건강이라는 전제가 필요하다. 건강을 잃으면 가족과 시간을 보내거나 경제활동을 하거나 취미를 즐기는 것조차 불가능하다. 그런데 사람들은 이 단순한 진리를 종종 잊고 살아간다. 특히 한국 사회는 더더욱 그렇다.

경제협력개발기구^{OECD}가 운영하는 'Better Life Index$^{삶의\,질\,지표}$' 에서 각국을 대상으로 삶의 가치 중 무엇이 가장 중요한지 조사한 결과, 한국은 소득^{돈}을 최우선 가치로 꼽은 유일한 국가였다. 반면, 대다수 국가는 가족, 건강, 공동체를 가장 중요하게 여겼다. 삶의 만족도 역시 OECD 38개국 중 35위로 최하위권에 머물렀다.

물론 치솟는 생활비나 병원비, 교육비, 노후에 대한 불안, 미래를 예측할 수 없는 사회 분위기에서 건강보다는 돈을 먼저 떠올

PROLOGUE

릴 수도 있다. 하지만 돈이 제아무리 많아도 건강을 잃으면 아무 소용없다는 단순한 진리를 잊어서는 안 된다.

건강은 조건이 아니라 본질이다. 다른 어떤 가치도 건강 없이는 지속할 수 없다. 행복한 삶을 누리기 위해 가장 먼저 점검해야 할 것은 바로 건강이다.

기대수명은 늘었지만, 그만큼 건강하게 살고 있을까?

한국인의 기대수명은 세계적으로도 손에 꼽을 만큼 길다. 2020년 기준 OECD 통계에 따르면, 한국인의 기대수명은 83.5세로 OECD 평균보다 3년 이상 높았다. 세계적으로 상위권에 해당하며, 이는 국가 보건의료 수준이나 생활환경이 향상되었다는 것을 보여주는 지표다.

하지만 오래 산다고 해서 건강하게 사는 것은 아니다. 한국인의 건강수명은 평균 65.8세, 기대수명과의 차이는 무려 17년이다. 즉 우리는 70세 이후 15년 넘게 병치레를 하며 살아간다는 의미다.

이 시기에는 대부분 암, 심장질환, 당뇨병, 관절염, 우울증 등 만성질환을 앓기 마련이다. 많은 사람이 노년기에 병원과 약에 의지하며 생존 시간을 연장할 뿐 '온전한 삶'을 살고 있다고 보기는 어렵다. 이 시점에서 짚고 넘어갈 것이 있다.

'우리는 오래 사는 만큼 건강하게 살고 있는가?'

여 는 글

건강의 정의를 다시 생각해야 할 때

세계보건기구WHO는 건강을 이렇게 정의한다.

"건강이란 단순히 질병이 없거나 허약하지 않은 상태만을 의미하지 않고, 육체적·정신적·사회적으로 완전한 상태를 말한다."

건강이란 단순히 병이 없는 상태를 넘어, 삶의 총체적 조화라는 점을 강조하는 말이다. 즉 몸이 멀쩡하다고 해서 건강한 것이 아니라 마음이 편하고 인간관계가 원만해야 진정한 건강이라는 뜻이다.

그런데 우리는 건강을 육체에 국한해 생각하는 것은 아닌지 의심해 볼 필요가 있다. 병이 찾아오면 고치면 된다는 식으로, 문제를 사후에 처리하는 방식에 익숙해진 것은 아닌지. 정기검진을 받은 뒤 이상 증세가 있으면 약을 먹고, 심하면 수술을 받는다. 하지만 이는 어디까지나 '문제가 발생한 후' 이야기다.

지금 우리가 놓친 질문이 있다.

'병이 찾아오기 전, 건강을 지키기 위한 습관을 얼마나 실천하고 있는가?'

유전보다 중요한 것은 생활 습관

많은 사람이 질병이나 수명은 '타고나는' 것이라고 생각한다. 가족력이 있으니 어쩔 수 없다고, 체질이 그러니 바뀌지 않을 거라고.

PROLOGUE

하지만 과학은 다르게 말한다. 건강과 수명에 영향을 미치는 요인은 크게 두 가지로 나뉜다. 유전과 환경^{생활 습관}이다. 생활 습관이 유전보다 큰 영향을 미친다는 여러 연구 결과가 있다. 하버드대학교 공중보건대학의 한 연구에서는 금연, 적정 체중 유지, 규칙적 운동, 건강한 식습관 등 건강한 생활 습관을 실천할 경우 수명을 평균 12~14년 늘릴 수 있다고 밝혔다.[1]

이는 유전적 요인이 25~30%, 생활 습관이 70~75%를 좌우한다는 기존 연구와 일치한다. 말하자면, 타고난 유전은 바꿀 수 없지만 생활 습관은 오늘부터라도 충분히 바꿀 수 있는 선택지라는 이야기다.

잘 자고, 잘 먹고, 꾸준히 움직이고, 스트레스를 잘 풀고, 사람들과 건강한 관계를 유지하는 것. 이 단순한 원칙이 수명뿐 아니라 삶의 질, 즉 '어떻게 사느냐'를 결정짓는다.

지금 실천하는 작고 사소한 습관이 10년 뒤, 20년 뒤, 나아가 인생 전체를 완전히 바꾼다.

미리 준비하고 관리하면 얼마든지 막을 수 있다

대부분 질병은 '갑자기' 찾아오는 것처럼 느껴진다. 하지만 실제로는 그렇지 않다. 건강을 해치는 병은 오랜 시간 축적된 결과다. 고혈압, 당뇨병, 고지혈증 같은 만성질환은 수년 혹은 수십 년에 걸쳐 몸속에서 조용히 진행된다. 암도 마찬가지다.

대표적 사망 원인으로 꼽히는 암, 심장질환, 뇌혈관질환, 당뇨병 등은 생활 습관과 밀접한 관계가 있다. 오랫동안 움직이지 않고 앉아만 있는 생활, 부족한 수면, 잘못된 운동 습관, 만성 스트레스, 단절된 인간관계 등이 계속되면 시간이 흐르면서 결국 질병으로 나타나기 마련이다.

예컨대 당뇨병은 단순히 단것을 많이 먹어 생기는 것이 아니다. 운동 부족, 수면 질, 만성 스트레스, 복부비만, 음주, 흡연, 유전 등 여러 요인이 복합적으로 작용해 생긴다. 병을 '고치기' 전, 병이 생기지 않도록 '관리'하는 습관이 중요한 이유다.

예방은 결코 거창하지 않다. 건강의 본질을 이해하고, 기본적인 몸 관리 습관을 들이면 건강은 자연스럽게 따라온다.

육체적·정신적 건강을 위한
일곱 가지 웰니스 습관

그렇다면 건강을 지키기 위해 어디서부터 관리해야 할까? 수많은 전문가와 기관이 다양한 건강 습관을 강조해 왔지만, 그중에서도 가장 중요하고, 쉽게 지킬 수 있는 일곱 가지 건강 습관은 다음과 같다. 이 일곱 가지 건강 습관을 매일 지켜나간다면 아픈 곳 없이 건강하게 젊음을 유지하면서 활기차게 살아갈 수 있을 것이다.

PROLOGUE

척추Core 습관

척추는 우리 몸의 중심과 균형의 축이다. 하루 30분 코어를 돌보는 루틴만으로도 삶이 훨씬 안정된다.

운동Exercise 습관

꾸준한 운동은 근육량을 늘리고 신진대사를 촉진해 삶에 활력을 불어넣는다. 특히 복부비만 예방과 허벅지·종아리근육 강화는 건강수명을 늘리는 핵심이다.

휴식Recover 습관

정신적·육체적 회복 없는 삶은 금방 지친다. 양질의 휴식과 수면이 내일을 준비하는 진짜 에너지다.

뷰티Anti-Aging 습관

피부는 몸속 건강의 거울이다. 나에게 맞는 케어로 생기를 되찾고, 자신감도 다시 채워보자.

순환Good Circulation 습관

혈액과 에너지의 흐름이 원활할 때 몸은 가장 가벼워진다. 섬세한 파동에너지로 생체리듬을 깨우고 노폐물을 자연스럽게 배출하자.

에너지Energy 습관

깨끗한 물, 맑은 공기, 따뜻한 빛(열), 균형 잡힌 영양 공급을 통해 생명 유지를 위한 기본 에너지를 채우는 것이 진짜 건강의 시작이다.

정신Mindset 습관

몸은 마음을 따라간다. 긍정의 시선으로 삶을 바라보는 순간, 몸도 자연스럽게 변하기 시작한다.

여는 글

지금 습관이 10년 뒤 삶을 결정한다

건강 습관은 의지가 아니라 환경에서 시작된다. 운동을 하겠다는 결심은 오래가기 어렵지만, 현관에 운동화를 꺼내 두면 자연스럽게 걷게 된다. 무조건 참는 식단은 쉽게 무너지지만, 냉장고에 채소가 가득하면 눈에 띌 때마다 손이 간다. '결심'에 의존하지 말고, '환경'을 바꿔야 한다. 손만 뻗으면 건강 습관을 실천할 수 있는 환경을 만드는 것이 핵심이다.

지금 당장은 별다른 변화가 느껴지지 않더라도 건강 습관은 복리처럼 쌓인다. 그리고 무엇보다 중요한 것은 지금의 나는 10년 뒤에도 존재한다는 사실이다. 지금 선택한 생활 습관이 10년 뒤 나를 만든다. 그때 후회하지 않으려면 지금부터 달라져야 한다.

생활 습관을 함께 실천할 만한 사람도 필요하다. 혼자서는 포기하기 쉽지만, 함께라면 끝까지 이어갈 수 있다. 가족이나 친구, 커뮤니티 사람들과 함께 일상 속 작은 실천을 이어가고, 가볍게 운동하고, 주기적 검사나 대화를 나누는 것만으로도 건강한 삶을 오래 유지할 수 있다.

지금부터라도 건강의 본질을 이해하고, 생활 습관을 실천하며, 좋은 사람들과 함께한다면 10년 뒤의 삶은 반드시 달라질 것이다.

1) Li et al. (2020), "Healthy lifestyle and life expectancy free of cancer, cardiovascular disease, and type 2 diabetes: Prospective cohort study"

차례

05   여는 글

CHAPTER.1 **Core-Care** 척추 관리

019   목뼈를 바로잡자 청력이 돌아왔다?!
022   등이 문제였다! 몸 전체를 지배하는 신경 통로
026   우리 몸은 자율주행 중
030   검사하면 정상이라는데, 왜 계속 아플까?
034   척추가 틀어지면 건강이 무너진다
038   내 척추는 건강할까?
043   동서양 의학이 모두 주목하는 '등' 건강
045   척추가 뇌를 살린다
047   Summary | 척추는 우리 몸의 관제탑이다

CHAPTER.2 **Exercise-Care** 운동 관리

051   "비만은 질병입니다"
054   복부비만은 우리 몸의 시한폭탄
057   배 나온 남자는 치매 조심
059   복부비만이 되는 첫 번째 이유는 근육량 감소
063   허벅지가 가늘면 당뇨 위험이 높아진다
066   무릎이 아프면 허벅지근육을 키우자
068   종아리근육은 제2의 심장
071   막무가내 운동이 몸을 망친다
073   Summary | 움직임이 약이 된다

CHAPTER.3 **Recover-Care** 휴식 관리

- 077 잠 좀 설쳤을 뿐인데 치매에 걸릴 수 있다고?
- 081 아무것도 하지 않는 시간에 우리 몸이 회복된다
- 084 어젯밤에 7시간 잤나요?
- 090 잠을 못 자면 비만과 당뇨 위험
- 093 35세가 넘으면 수면의 질이 저하된다
- 096 밤잠을 많이 자도 낮에 졸리면 수면 부족
- 100 잠이 안 올까 걱정된다면, 이미 불면증
- 103 꿈은 너무 많이 꿔도, 아예 안 꿔도 문제!
- 107 꿈을 꾸며 지친 마음을 치료하고 위로한다
- 109 잠 잘 오는 침실은 바로 이런 것
- 113 Summary | 회복은 수면에서 시작된다

CHAPTER.4 **Anti-Aging-Care** 뷰티 관리

- 117 동안이 노안보다 건강하게, 더 오래 산다
- 120 나이보다 늙어 보이면 치매 위험 더 높다
- 123 외모를 가꾸는 동안 뇌 나이가 젊어진다
- 126 외모 관리가 최고 건강법이다
- 129 경추 관리가 비싼 화장품보다 나은 이유
- 132 40대부터는 얼굴에 책임져야 한다
- 134 탈모 관리, 빨리 시작할수록 모발을 더 많이 지킬 수 있다
- 137 Summary | 외모는 건강의 종합 성적표다

CHAPTER.5 **Good Circulation-Care** 순환 관리

- 141 암만큼 많이 죽고, 치료비는 암보다 많이 나간다
- 144 고지혈증·고혈압·고혈당, 순환이 정체되는 시작점
- 147 고지혈증, 돌연사나 치매로 이어진다
- 149 고혈압, 심장이 망가지고 혈관이 터진다
- 153 고혈당, 눈이 멀고 발이 썩는다
- 156 수치만큼 중요한 것은 혈액의 흐름이다
- 159 Summary | 흐름이 끊기면 생명도 위태롭다

CHAPTER.6 **Energy-Care** 에너지 관리

- 163 "하루에 맑은 물 2L씩 마시고 있습니까?"
- 167 우리는 대부분 만성 탈수 상태
- 171 어떤 물을 마시느냐에 따라 건강이 달라진다
- 174 공기가 건강을 위협한다
- 176 집 안이 더 위험하다
- 179 산소가 풍부한 공기가 면역력을 지킨다
- 183 체온 1°C가 면역력을 좌우한다
- 185 몸을 데우면 병이 물러난다
- 189 Summary | 에너지는 물·공기·빛(열)에서 온다

CHAPTER.7 **Mindset-Care** 정신 관리

193	우리는 우울증, 자살률 1위 국가에 살고 있다
197	나이 들면서 달라진 모습, 우울증일 수 있다
200	우울증의 씨앗은 '외로움'
203	외로움이 인지력을 떨어뜨린다
205	치매, 오늘 괜찮다고 내일도 괜찮을까?
208	돌이킬 수 없다면 빨리 알아차리는 것이 최선
210	모든 것은 스트레스에서 시작된다
213	Summary	마음이 몸을 지킨다

214	맺는 글

219	참고 문헌

228	세라젬 세븐케어랩

CHAPTER.1
Core-Care

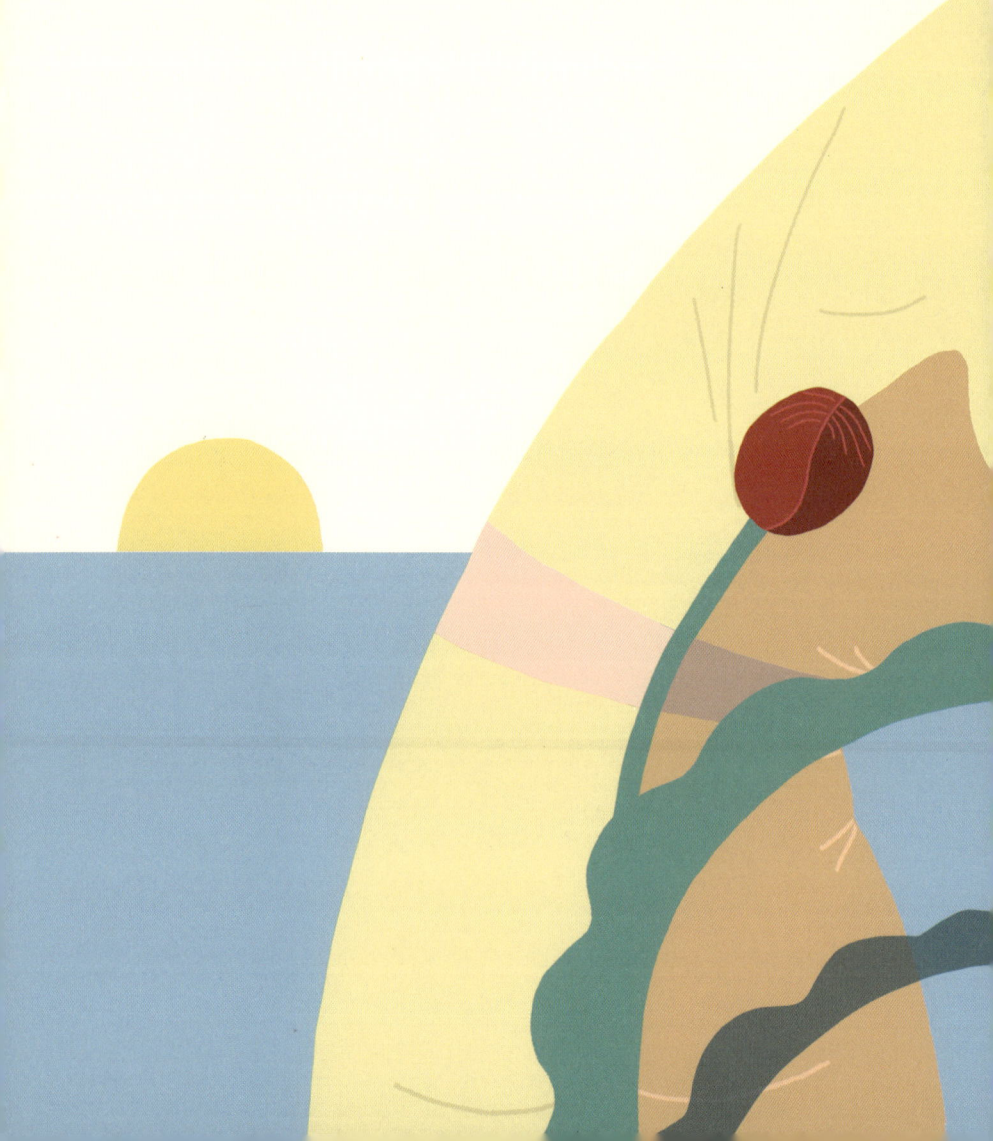

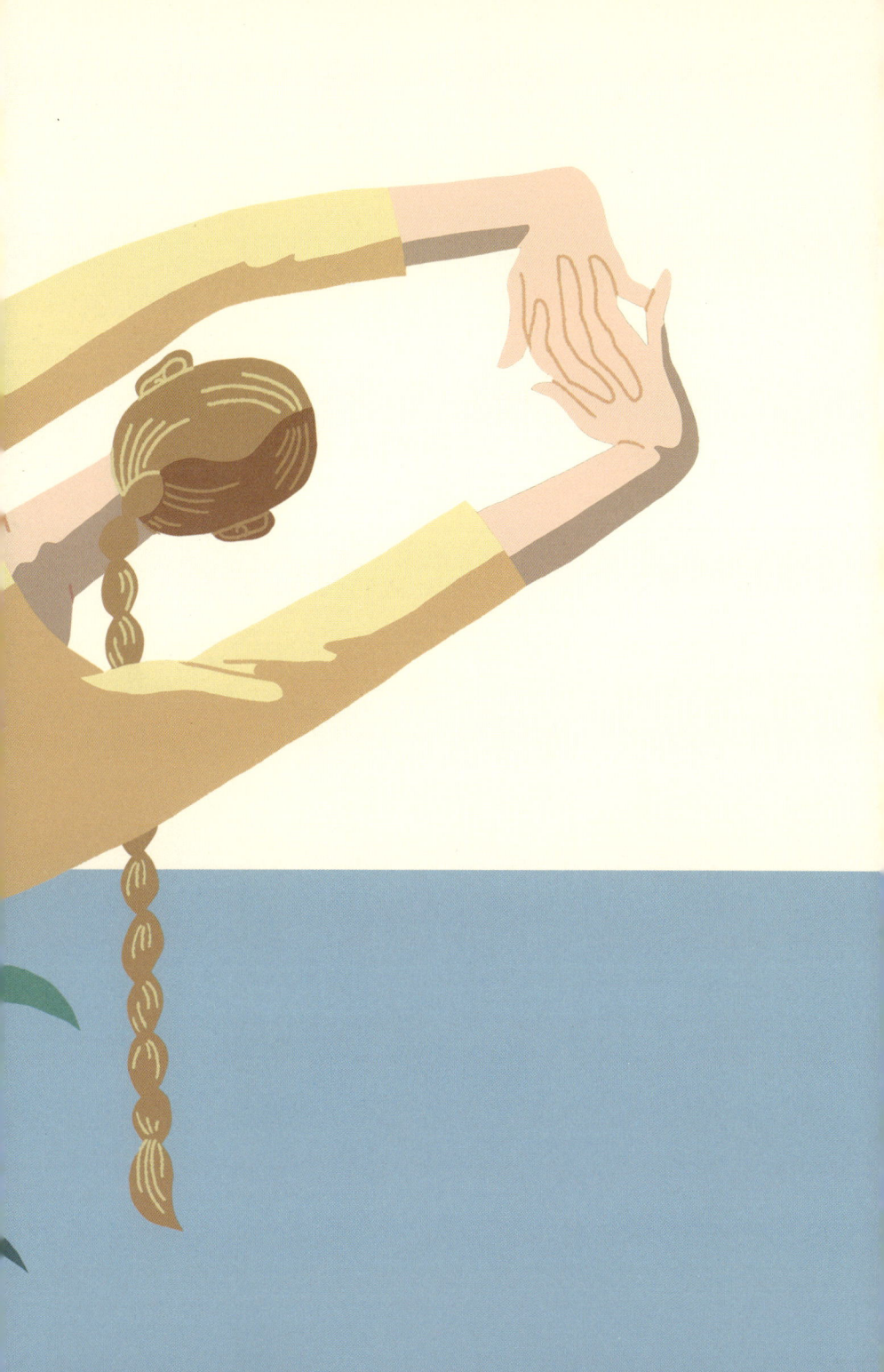

Core
ERAGEM

척추 관리

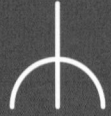

신발 굽이 한쪽만 닳고,
치마가 자꾸 돌아가고,
어깨높이가 다르다면?
척추가 틀어졌다는 위험신호입니다.

CORE-CARE 척추 관리

목뼈를 바로잡자 청력이 돌아왔다?!

"박사님! 소리가 들려요."

청각장애가 있던 중년 남성 하비 릴러드 Harvey Lillard는 기뻐하며 소리 질렀다. 130여 년 전, 미국에서 카이로프랙틱 Chiropractic이 탄생한 순간이다.

1895년 미국 아이오와주에서 의료 사업을 하던 대니얼 데이비드 파머 Daniel David Palmer는 17년 전부터 갑자기 귀가 들리지 않게 되었다는 건물 청소원 릴러드의 안타까운 사연을 들었다. 당시 그는 바닥에 떨어진 물건을 줍기 위해 몸을 숙였는데, 그 순간 목에서 갑자기 '뚝' 하는 소리가 났다고 한다. 그 후로는 아무 소리도 들을 수 없었다는 것. 파머 박사는 릴러드의 상태를 살펴보았고, 목 부위에 불룩하게 튀어나와 있는 곳을 발견했다. 바로 '뚝' 하는 소리가 났던 부위라고 했다. 릴러드를 치료대에 눕힌 뒤, 돌출된 목뒤 뼈를 누르며 목뼈를 조정했다. 놀랍게도 이후 릴러드

CHAPTER.1

의 청력이 일부 회복되었다.

현대 의학의 관점에서 단순히 척추를 조정하는 것만으로 청각장애가 완전히 치료되었다는 주장을 그대로 받아들이기는 어렵다. 하지만 릴러드의 사례는 카이로프랙틱의 역사적 출발점으로 자주 언급된다. 단순한 치료 이상의 의미를 지녔기 때문이다. 당시로서는 청각장애인이 소리를 되찾은 새로운 접근 방식이 등장했다는 것 자체가 꽤 충격적인 사건이었다.

이후 릴러드에 관한 이야기가 알려지면서 많은 청각장애인이 파머 박사를 찾아왔다. 흥미로운 점은 파머 박사에게 척추 교정 치료를 받은 환자들이 청력은 물론 다른 증상까지 호전되는 경험을 했다는 것이다.

"소화불량이 사라졌어요."

"신경쇠약이 완화되어 숙면을 취할 수 있어요."

"심장이 안 좋았는데, 상태가 호전되었어요."

파머 박사는 척추 교정이 신체에 미치는 영향을 체계적으로 연구하기 시작했고, 이를 통해 오늘날 카이로프랙틱의 기초를 만들었다. 카이로프랙틱은 그리스어 '카이로$^{Chiro, 손}$'와 '프랙시스$^{Praxis, 치료}$'의 합성어다. 말 그대로 손 기술을 통해 척추의 전체적인 배열을 교정하고 신경이 눌리는 부분을 풀어줌으로써 신체가 정상적으로 기능하도록 돕는 치료법이다. 우리나라에서는 일부 한의사가 '추나요법'이라는 이름으로 도입했으며, 사실상 카이로프랙틱과 동일한 방법이라고 볼 수 있다.

카이로프랙틱은 대체의학의 한 분야로 분류되지만, 미국에서는 건강보험 적용이 될 만큼 의료 분야로 공인받고 있다. 약물치료나 수술하지 않고 치료 효과를 얻을 수 있어 임산부나 아이들에게도 안전한 치료법으로 적극 권장한다. 현재 널리 행해지는 척추 관리법은 대체로 카이로프랙틱 원리에 기초를 두고 있다고 해도 크게 틀리지 않다.

CHAPTER.1

등이 문제였다!
몸 전체를 지배하는 신경 통로

오늘날에도 많은 사람이 척추⁵ 교정을 받은 후 생각지도 못한 변화를 경험했다며 놀라워한다. 어떻게 이런 일이 가능할까? 우리 몸을 관할하는 것은 뇌가 아니라 척추라는 사실을 알게 된다면 여러분도 일견 수긍할 것이다.

척추 양옆으로는 우리 몸의 장기와 기관을 아우르며 조절하는 수많은 신경 장치가 분포되어 있다. 뇌에서 명령을 내리면 척추를 따라 신호가 내려가 각 기관으로 전달된다. 급박한 상황에서는 뇌의 개입 없이도 척추신경이 자율주행 시스템처럼 스스로 알아서 가고 서라는 신호를 내보내기도 한다. 뇌의 명령을 전달할 뿐더러 독립적으로도 기능하는 신경이 모두 등에 모여 있으니 척추가 뇌보다 한 수 위라고 할 수 있지 않을까?

만약 등에 있는 신경 스위치와 신경 신호가 퍼져 나가는 길에 문제가 생기면 어떻게 될까? 예를 들어 척추가 틀어져 신경을 압박한다거나 디스크가 튀어나와 신경을 누른다면 말이다. 신호 전달이 원활하지 않아 여러 문제가 생길 수 있다. TV가 갑자기 작동하지 않을 때를 생각해 보자. 기기 자체가 고장 났을 수 있지만, 콘센트나 외부 단자가 빠졌을 수도 있다. 강아지나 고양이가 물어뜯어 전선이 끊어졌을지도 모른다. 등도 마찬가지다. **척추의 신경 통로에 문제가 생기면 신체 곳곳에 예상치 못한 증상이 나타날 수 있다.** 등과 멀리 떨어진 발끝에 문제가 생기는 것도 그중 하나다. 척추는 인체 장기와 기관으로 향하는 신경이 시작되고 지나는 길이기에 생길 수 있는 일이다. 척추 교정이 다양한 질환에 효과적인 이유를 이해하려면 신경계를 먼저 살펴볼 필요가 있다. 우리 몸속 신경계는 크게 두 체계로 분류된다.

첫째, 위치에 따른 구분이다. 신경계는 중추신경계와 말초신경계로 나뉜다. 중추신경계는 말 그대로 우리 몸의 중심에 위치한 신경계로, 뇌와 척수로 이루어져 있다. 뇌는 머리뼈두개골로 감싸여 있고, 척수는 척추뼈 안에 자리한다. 말초신경계는 중추신경에서 가지처럼 뻗어 나와 전신의 기관과 조직 끝까지 연결하는 신경으로 구성된다. 말초신경계는 다시 뇌에서 나오는 뇌신경, 척수에서 나오는 척수신경으로 나뉜다. 외부 자극이 말초신경계를 통해 중추신경으로 전달되고, 중추신경계가 이를 판단한 뒤 다시 말초신경계를 통해 근육과 기관에 반응을 지시한다.

둘째, 말초신경계는 중추신경의 명령을 받는 방식에 따라 체성신경과 자율신경으로 나뉜다. 체성신경은 의식적으로 조절할 수 있는 신경으로, 감각과 운동을 담당한다. 예를 들어 눈으로 보고,

CHAPTER.1

손으로 느끼는 감각신경과 팔다리를 움직이는 운동신경이 이에 해당한다. 반면, 자율신경은 위급 상황에서 즉각 반응해야 할 때 뇌를 대신해 스스로 작동하는 신경으로 심장, 위, 대장 등 장기의 생리현상을 관장한다. 뇌가 명령하지 않아도 24시간 알아서 심장이 뛰고, 음식을 먹으면 저절로 소화 시스템이 작동하는 식이다.

이런 신경계가 우리 몸에 어떻게 위치하는지를 보면 왜 등이 신경계의 관제탑 역할을 하는지 더욱 쉽게 이해할 수 있다. 중추신경계인 뇌와 척수를 살펴보면 뇌에서 나온 척수는 척추를 따라 꼬리뼈까지 마치 뿌리처럼 길게 연결된다. 그래서 목부터 등을 따라 꼬리뼈까지 이어지는 척수를 '긴 뇌'라고 부르기도 한다.

뇌신경은 뇌 아래쪽에서 나와 척수를 거치지 않고 온몸으로 퍼져 나가며, 척수신경은 척수 사이사이에서 잔뿌리처럼 나와 전신으로 확장된다. 척수에서 나온 척수신경은 모두 31쌍이다. 척수 마디에서 각각 두 가닥의 척수신경이 나와 신경근을 형성하고, 이 신경근이 신경다발을 만들며, 이 신경다발로부터 말초신경이 갈라지고, 다시 운동신경섬유와 감각신경섬유로 나뉜다. 31쌍의 척수신경은 목척수 8개, 가슴척수 12개, 허리척수 5개, 엉치척수 5개, 꼬리척수 1개로 이루어진다. 그리고 이 척수신경들은 척추 양옆에서 자율신경과 연결된다.

뇌에서 나온 척수가 척추를 따라 길게 위치해 있고, 척수에서부터 말초신경계가 잔뿌리처럼 뻗어 나오는 곳, 그곳이 바로 등이다. 이 정도면 우리 **몸의 관제탑은 뇌가 아니라 척추**라고 해야 하지 않을까?

CORE-CARE 척추 관리

뇌에서 발끝까지, 신경계 지도

구조적 분류

- 중추신경계
  - 뇌
  - 척수
- 말초신경계
  - 뇌신경(12쌍)
  - 척수신경(31쌍)

기능적 분류

- 체성신경
  - 감각신경
  - 운동신경
- 자율신경
  - 교감신경
  - 부교감신경

CHAPTER.1

우리 몸은 자율주행 중

우리는 지금 운전대를 잡지 않아도 자동차가 스스로 판단해 주행하는 시대에 살고 있다. 자동차가 알아서 속도를 조절하고, 차선을 바꾸고, 장애물에 대처한다. **우리 몸에도 이러한 자율주행 시스템이 존재한다.**

뇌가 직접 명령하지 않아도 인체가 움직이면 심박수를 올리고, 쉬면 심박수를 낮춘다. 어두운 곳에 들어가면 동공이 커지고, 밝은 곳에서는 작아진다. 달리기를 하면 심장이 빨리 뛰고, 땀을 배출해 체온을 조절하며, 근육이 힘을 내도록 한다. '혈액순환이 잘되도록 혈관을 이완시켜라', '변비이니 대장에서 수분을 많이 흡수하지 마라' 등 뇌는 이런 명령을 내리지 않는다. **자율신경은 우리가 굳이 의식하지 않아도 상황에 맞춰 스스로 작동한다.** 자동차의 자율주행 시스템처럼.

자율신경은 어떻게 스스로 몸의 기능을 조율할까? **자율신경**

계는 교감신경과 부교감신경이라는 서로 다른 두 신경이 균형을 이루며 각 기관을 조절한다. 예를 들어, 심장박동 속도를 높이는 교감신경과 반대로 속도를 늦추는 부교감신경, 동공을 키우는 교감신경과 줄이는 부교감신경…. 각 기관에 대해 교감신경과 부교감신경이 서로 길항작용서로 반대되는 작용을 하며 균형을 맞추는 생체 반응을 해 상황에 따라 적절히 대응하도록 신체 전반의 기능 상태를 바꾼다.

쉽게 말해 교감신경은 살기 위해 싸워야 하는 상황에서 활성화되고, 부교감신경은 그런 스트레스 상황이 끝난 후 쉬면서 몸을 회복할 때 활성화된다. 따라서 교감신경이 활성화되면 호흡, 체온, 혈압 등이 증가하고 두뇌가 각성된다. 반면 부교감신경이 활성화되면 혈관을 확장해 혈액순환을 원활하게 하고, 신체를 전반적으로 이완 상태로 만들어 휴식을 취할 수 있게 한다.

이 두 계통이 정반대 조절 기능을 통해 음과 양처럼 상호 보완을 하며 인간의 생명현상을 유지하기 위한 관제 시스템으로 작동한다. 이 조화가 깨지는 순간 몸에 문제가 생긴다. 쉬운 예로, 교감신경이 가라앉지 않고 흥분 상태가 지속되면 장운동이 활발하지 않아 변비가 생기고, 부교감신경의 흥분 상태가 오래 유지되면 장운동이 지나쳐 설사를 하게 된다. 이럴 때 병원에 가면 증상을 조절하는 약을 처방해 준다. 일시적 문제인 경우 약을 먹으면 정상 상태가 되겠지만, 자율신경계의 조화가 이미 깨진 상태라면 약을 먹어도 그때뿐이고 반복해 재발할 수밖에 없다. 결국 건강이란 교감신경과 부교감신경이 서로 길항작용을 하며 조화를 이루는 상태라고 볼 수 있다.

CHAPTER.1

 그렇다면 **우리 몸속 자율신경 시스템의 관제탑은 어디에 위치할까? 바로 등이다. 자율신경절은 척추 양옆에 위치하며, 척수에서 빠져나온 척수신경과 연결되어 있다.** 교감신경은 척수의 중간 부분인 흉추와 요추 부분에서 갈라져 나오는 척수신경과 연결된다. 부교감신경은 목 아래와 꼬리뼈 부분, 즉 경추와 천추에서 나온 척수신경과 이어져 인체의 모든 장기를 조절한다. 결국 **척추 건강이 자율신경계의 균형을 유지하는 핵심 열쇠라고 할 수 있다.**

CORE-CARE 척추 관리

내 몸을 조종하는 신경 스위치

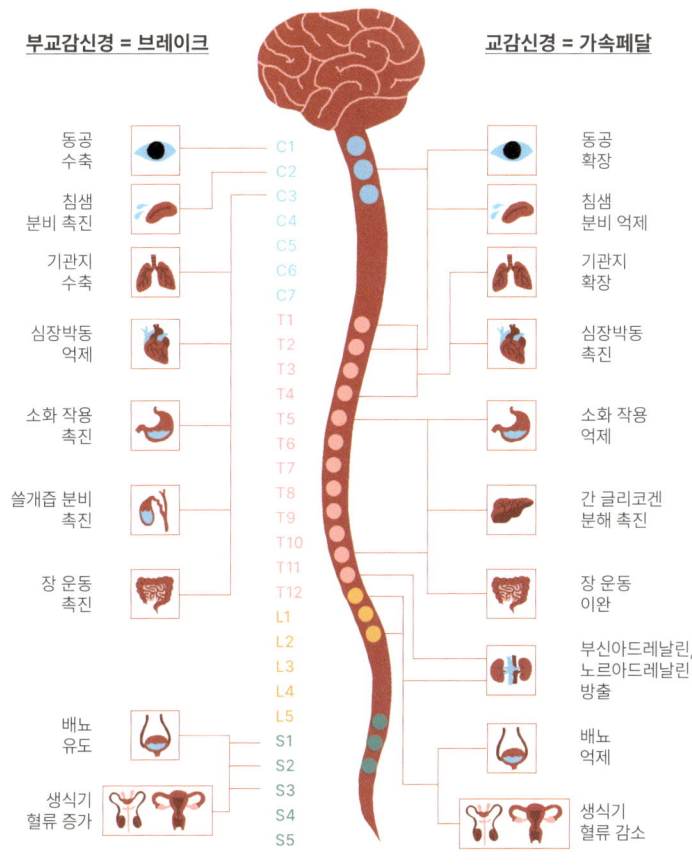

- 휴식, 회복 모드 담당
- 심장박동 감소, 소화 촉진, 에너지 저장
- 중뇌, 연수, 척수 아래쪽에서 시작해 내장 기관으로 연결

- 긴장, 대응 모드 담당
- 심장박동 증가, 혈압 상승, 에너지 소비
- 척수 중간 부위에서 나와 장기 전반에 분포

CHAPTER.1

검사하면 정상이라는데,
왜 계속 아플까?

"신경성입니다."

의사에게 듣는 말 중 가장 답답한 진단이 아닐까. 사실상 약으로 고칠 수 없는 '불치병'이라는 소리나 다를 바 없다. 이 같은 '신경성' 진단과 가장 비슷한 병명이 '자율신경 기능 이상'이다. 신경성 하면 흔히 신경을 많이 써서, 즉 스트레스 때문에 발병한다고 생각한다. 자율신경계 이상의 가장 큰 원인이 스트레스이므로 결국 '신경을 많이 써 생긴 병'이라는 해석이 가능하다.

최근에는 '자율신경 기능 이상 불면증', '자율신경 기능 이상 두통', '자율신경 기능 이상 어지럼증', '자율신경 기능 이상 어깨 결림' 같은 병명이 많다. 의학 용어는 아니지만 우리가 흔히 쓰는 '신경성'이라는 말과 유사하다. 자율신경 기능 이상과 연관된 증상은 종합 선물 세트처럼 한꺼번에 나타날 수도 있다. 머리가 아프고, 어지럽기도 하고, 잠도 안 오고, 뒷골도 당기고, 손발도 차

CORE-CARE 척추 관리

자율신경 기능 이상 증상

☐ 소화가 잘 안 되거나 속이 더부룩하고 가스가 잘 찬다.

☐ 밤에 잠을 잘 못 이루고, 숙면을 취하지 못한다.

☐ 조금만 신경 써도 머리가 깨질 듯 아프다.

☐ 손, 발, 얼굴이 자주 붓고 몸이 늘 피곤하다.

☐ 주의력, 집중력이 저하돼 실수가 잦다.

☐ 짜증이 자주 나고 이유 없이 우울하거나 불안하다.

☐ 손발이 차고 추위를 많이 탄다.

☐ 잠을 푹 자도 피로가 가시지 않는다.

☐ 신경 쓰면 두통과 어지럼증을 느낀다.

☐ 불면증이 심하다.

☐ 눈이 건조하고 피로하다.

☐ 갑자기 심장이 두근거리거나 가슴이 답답한 느낌이 든다.

☐ 평소보다 쉽게 식은땀이 나고 체온조절이 잘 안 된다.

☐ 입이 자주 마르고 목이 건조하다.

☐ 소화가 잘되다 갑자기 설사나 변비가 생긴다.

☐ 이유 없이 식욕이 떨어지거나 폭식을 한다.

☐ 작은 소리에도 과민하게 반응한다.

☐ 호흡이 가빠지고 숨이 차는 느낌이 든다.

☐ 혈압이 불안정하게 오르내린다.

CHAPTER.1

고, 이유 없이 우울한 감정을 느끼기도 한다. 이런 증상이 특정 장기나 기관과 직접 연관되지 않는다면 자율신경 기능 이상을 의심할 필요가 있다.

자율신경 기능 이상과 관련한 증상이 심해 내과 치료를 받고도 개선되지 않는다면 척추나 등 관리를 고려해 보는 것도 좋은 방법이다. 자율신경 기능 이상이라면 도움이 된다.

허리나 어깨가 아파 병원에서 검사를 해도 원인이 명확히 나타나지 않는 경우도 있다. MRI에 초음파 검사까지 다 해봐도 디스크 파열이나 돌출, 협착증, 인대 파열 등의 큰 문제는 발견되지 않는다. 척추 및 관절 시술이나 수술이 잘되었다고 하는데 통증이 지속되기도 한다. 아무래도 몸에 뭔가 이상이 있는 것 같은데 병원에서는 별문제가 없다고 하니 답답한 노릇이다. 이 경우 교감신경항진증을 의심해 볼 수 있다. 실제로 인대나 힘줄, 관절에 문제가 생겨 아픈 게 아니라 교감신경이 과활성화되면 인대나 관절에 문제가 없어도 통증을 느낄 수 있다. 일반 소염제나 진통제로 통증이 완화되지 않는다면 자율신경 기능을 조절하는 방법을 찾아보는 편이 나을 수 있다.

CORE-CARE 척추 관리

교감신경이 예민해지면 나타나는 통증의 특징[1], [2]

☐ 통증의 원인이 의학적 검사로 명확하게 확인되지 않는다.

☐ 통증이 특정 부위에 국한되지 않고 광범위하게 나타나는 경향이 있다.

☐ 통증 부위에 화끈거림, 시림, 따끔거림 등의 이상 감각이 동반된다.

☐ 일반 진통제보다 신경안정제나 항우울제가 더 효과적일 수 있다.

☐ 스트레스나 정서적 변화에 따라 통증이 뚜렷하게 악화된다.

☐ 통증 부위의 피부색이 변한다.(창백해지거나 붉어짐)

☐ 통증 부위의 온도가 주변 조직과 다르게 느껴진다.(차갑거나 뜨거움)

☐ 통증 부위나 그 주변에 땀 분비 변화가 나타난다.(과도하게 나거나 전혀 나지 않음)

☐ 작은 자극에도 과도하게 통증을 느낀다.(과민성)

☐ 휴식을 취해도 통증이 쉽게 완화되지 않는다.

☐ 통증과 함께 불안, 초조함, 심박수 증가 등의 증상이 동반된다.

☐ 얼굴이나 상체가 갑자기 화끈거리고 열이 오르는 느낌(홍조)이 나타난다.

☐ 통증이 나타나기 전이나 동시에 소화불량, 수면장애, 불안감 등이 함께 나타난다.

1) Alzheimer's Association (2015), "2015 Alzheimer's disease facts and figures"
2) Tanaka & Abo (2013), "Slow jogging: Lose weight, stay healthy, and have fun with science-based, natural running"

CHAPTER.1

척추가 틀어지면
건강이 무너진다

나이가 들면 누구나 허리 통증을 경험하게 된다. 우리나라 사람 10명 중 7명은 일생에 한 번 이상 허리 통증을 겪을 정도다. 정도의 차이가 있을 뿐 직립보행을 하는 인간의 숙명과도 같다.

우리 몸을 지탱하는 척추의 무게는 고작 2kg 남짓이다. 이 무게로 60~70kg의 체중을 지탱하기 때문에 척추에 무리가 갈 수밖에 없다. 오래된 기계처럼 척추도 마모되고 틀어지면서 다양한 척추질환을 야기한다. 가벼운 허리 근육통부터 척추관협착증, 추간판탈출증디스크, 골관절염, 척추분리증, 강직성 척추염 등 증상의 종류도 다양하다.

어느 누가 '내 몸은 반듯하다', '내 자세는 똑바르다'라고 장담할 수 있을까? 아마 한 명도 없을 것이다. 신발은 오른쪽 바깥쪽만 닳고, 치마는 왼쪽으로 돌아가고, 가방은 오른쪽 어깨에 메면 끈이 자꾸 흘러내리고, 재킷은 왼쪽이 자꾸 뒤로 넘어간다. 남 애기 같지 않은 이런 현상은 척추가 틀어져 발생하는 것이다. 자세가 중요하다고 해 생각날 때마다 척추를 곧추세우고, 어깨를 양옆으로 벌려보지만 1분도 채 유지하기 힘들다. 이미 관절이 틀어지고, 근육이 좌우에서 짝짝이로 잡아당기기 때문이다.

척추가 틀어졌다는 건 온몸이 틀어진 것과 마찬가지여서 근골격계 어디에서 문제가 생겨도 이상하지 않다. 의자에 오래 앉아 있으면 허리 디스크 관련 질환을 앓을 수 있고, 스마트폰을 많이 보면 목디스크가 생길 수 있다. 이는 얼추 예견이 가능하다. 하지만 더 놀라운 건, 뼈나 근육과 상관없는 질환이 생길 수 있다는 점이다. 척추 건강에 문제가 생기면서 어지럼증, 이명, 만성 소화 불량이 생겼다는 사람이 많다.

일자목이나 거북목인 사람 중 두통, 안구 건조, 비염 등의 증상을 겪지 않는 경우는 드물다. 이는 등이 구부정할 경우 단순히 등근육의 통증을 유발할 뿐 아니라 척추 앞쪽에 위치한 장기들이 눌려 기능을 떨어뜨릴 수 있기 때문이다. 또 척추에 분포하는 신경과 그 앞쪽에 있는 교감신경줄기도 압박을 받아 내과 치료로는 잘 완치되지 않는 자율신경 기능 이상 증상이 나타날 가능성도 커진다. 척추가 삐뚤어진 사람 대부분이 근골격계 통증 이외에 다른 불편한 증상을 겪는 이유라고 할 수 있다.

척추는 척수를 통해 신체의 모든 장기와 근육에 연결되어 신체의 중요 기능을 조절한다. 척수신경이 압박을 받으면 내장 기관에 영향을 미쳐 불편한 증상이 나타날 수 있다.

CHAPTER.1

허리 아픈데 위가 문제라고요?
척추와 장기의 관계

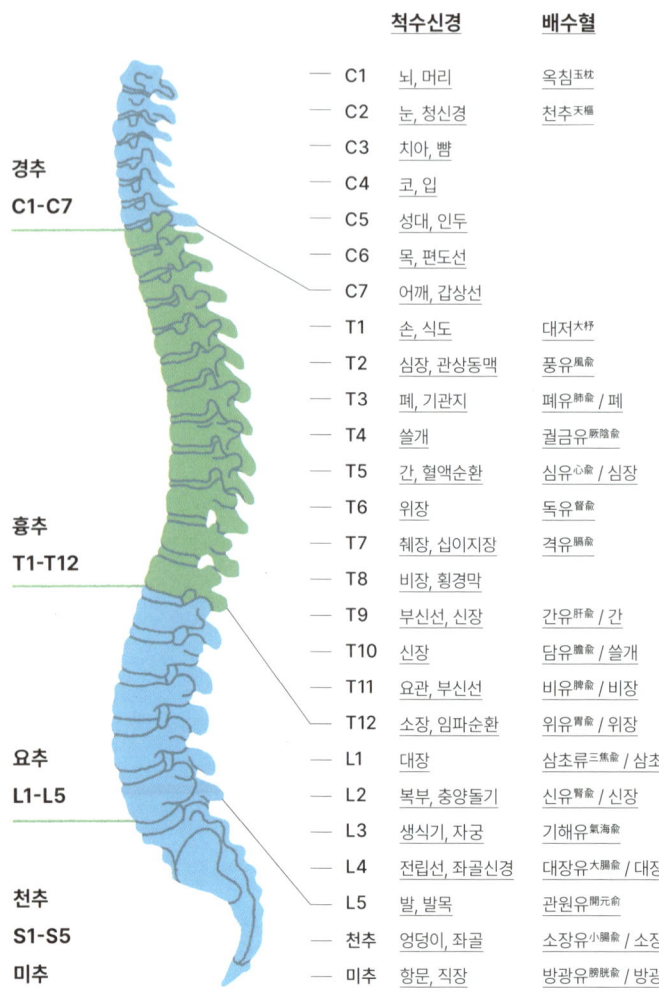

		척수신경	배수혈
경추 C1-C7	C1	뇌, 머리	옥침玉枕
	C2	눈, 청신경	천추天樞
	C3	치아, 뺨	
	C4	코, 입	
	C5	성대, 인두	
	C6	목, 편도선	
	C7	어깨, 갑상선	
흉추 T1-T12	T1	손, 식도	대저大杼
	T2	심장, 관상동맥	풍유風俞
	T3	폐, 기관지	폐유肺俞 / 폐
	T4	쓸개	궐금유厥陰俞
	T5	간, 혈액순환	심유心俞 / 심장
	T6	위장	독유督俞
	T7	췌장, 십이지장	격유膈俞
	T8	비장, 횡경막	
	T9	부신선, 신장	간유肝俞 / 간
	T10	신장	담유膽俞 / 쓸개
	T11	요관, 부신선	비유脾俞 / 비장
	T12	소장, 임파순환	위유胃俞 / 위장
요추 L1-L5	L1	대장	삼초류三焦俞 / 삼초
	L2	복부, 충양돌기	신유腎俞 / 신장
	L3	생식기, 자궁	기해유氣海俞
	L4	전립선, 좌골신경	대장유大腸俞 / 대장
	L5	발, 발목	관원유關元俞
천추 S1-S5 미추	천추	엉덩이, 좌골	소장유小腸俞 / 소장
	미추	항문, 직장	방광유膀胱俞 / 방광

CORE-CARE 척추 관리

건강의 실마리, 척추에서 찾아보세요
척추가 보내는 몸의 신호

경추(C) 1~2번 두통, 고혈압, 편두통, 신경성 현기증, 불면증, 만성피로

경추(C) 3~4번 신경통, 귀 통증, 이명, 알레르기, 부비동 문제, 청력 저하

경추(C) 5~6번 목 통증, 인후통, 갑상선 기능 이상, 만성기관지염

경추(C) 7번~흉추(T) 1번 갑상선 기능 이상, 어깨 통증, 팔꿈치 통증

흉추(T) 2~4번 호흡곤란, 기관지염, 천식, 기침, 흉통, 불규칙한 심장박동

흉추(T) 5~8번 위장 문제, 소화불량, 속쓰림, 식도 문제

흉추(T) 9~10번 알레르기, 두드러기, 신장 기능 저하

흉추(T) 11~12번 피부 문제, 여드름, 습진, 발진

요추(L) 1~3번 소화 문제, 변비, 대장염, 설사, 복부 팽만감

요추(L) 4~5번 좌골신경통, 요통, 하지 통증, 발 저림, 순환계 문제

천추(S) 1~5번 치질, 가려움증, 꼬리뼈 통증

CHAPTER.1

내 척추는 건강할까?

척추는 옆에서 볼 때 S자 라인을 그린다. 만약 척추가 일직선이라면 머리에서부터 내려온 체중이 하체에 그대로 전달되지만, 만곡이 있으면 휜 부분으로 체중이 분산되어 하체의 부담이 줄어든다. 척추의 S자 형태가 잘 유지된 상태라면 머리 위에 20kg 이상 되는 짐을 올려도 무게를 흡수해 안정적으로 걸을 수 있다. 오히려 중력이 크게 작용해 뼈를 자극하면서 골밀도를 높이는 데 도움이 된다.

하지만 현대인의 생활 습관은 척추에 안전한 S자 곡선을 무너뜨린다. 2020년 한국보건사회연구원의 보고서에 따르면, 척추디스크 환자는 5년간 15% 증가했다. 오랜 시간 앉아 있는 생활 습관, 잘못된 자세, 그리고 운동 부족 등이 척추디스크질환을 유발하는 주요인으로 작용하고 있다. 자신도 모르게 척추를 힘들게 하고 있다는 뜻이다.

CORE-CARE 척추 관리

국내 척추질환자 수

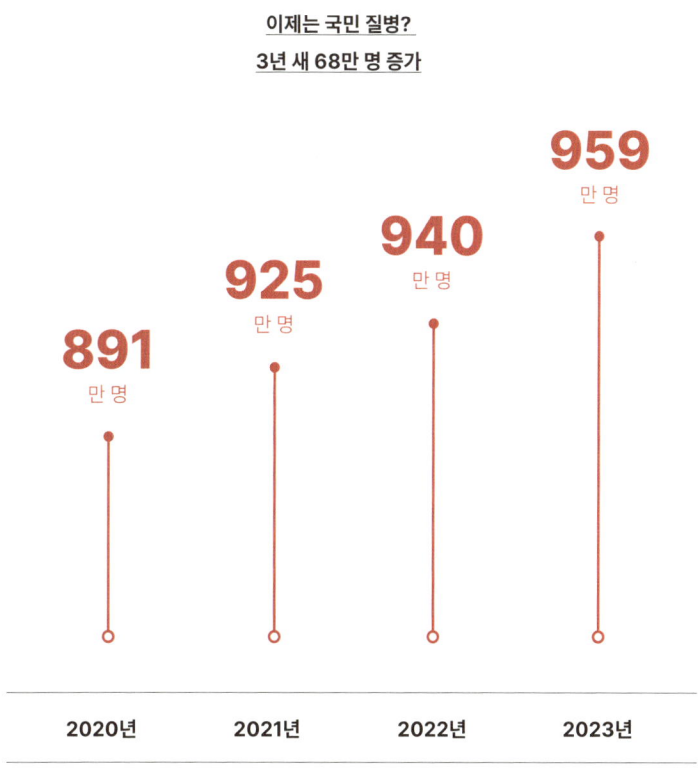

이제는 국민 질병?
3년 새 68만 명 증가

- 2020년: 891 만 명
- 2021년: 925 만 명
- 2022년: 940 만 명
- 2023년: 959 만 명

건강보험심사평가원, 국민관심질병통계, 2023

우리 척추는 지금 어떤 상태일까? S자 만곡이 무너져 틀어지지는 않았을까? 노화가 진행되어 탄력이 떨어지지는 않았을까?

CHAPTER.1

당신의 목, 지금 몇 킬로그램 올려놓고 있나요?
고개 각도와 목 하중의 상관관계

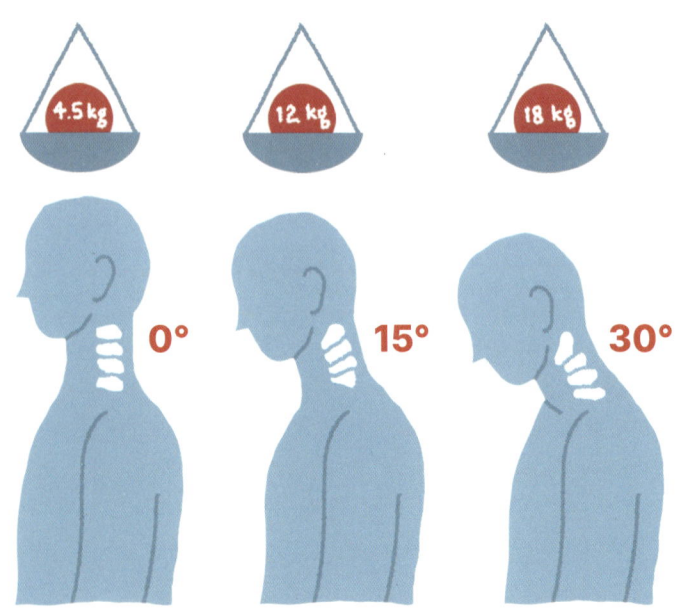

고개를 숙일수록 목에 가해지는 하중은 기하급수적으로 증가한다. 정면을 볼 때는 약 5kg 수준이지만, 고개를 60도로 숙이면 무려 27kg에 달하는 무게가 목을 짓누르게 된다.[3] 스마트폰을 보거나 노트북으로 작업할 때, 우리 목은 말없이 무거운 짐을 감당하고 있는 셈이다.

특히 5도 이상 숙인 자세부터는 경추에 부담이 가중되며, 장기적으로는 거북목이나 디스크로 이어질 수 있다.

CORE-CARE 척추 관리

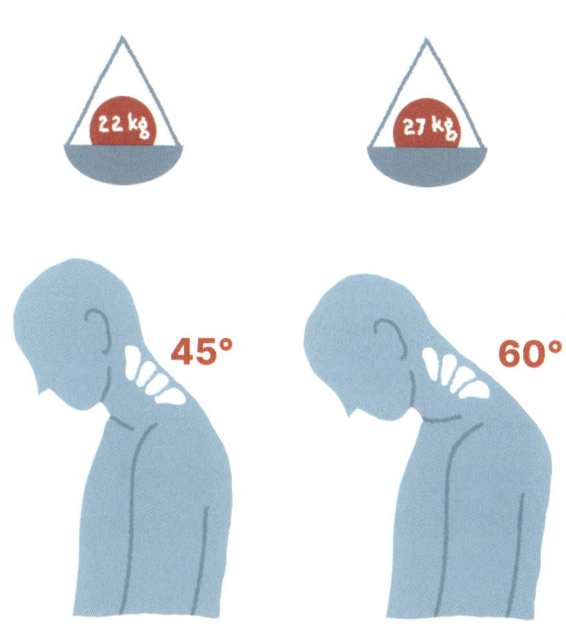

목은 척추의 가장 위에 있는 뇌와의 첫 번째 연결 고리로, 이곳에 쏠리는 하중은 곧바로 흉추와 요추로 이어진다. 단순한 잘못된 자세가 시간이 지나면 어깨 통증, 허리 디스크, 전신 불균형까지 초래할 수 있는 것이다.

머리 무게는 그대로지만, 자세 하나로 척추 전체가 흔들릴 수 있다. **목을 바로 세우는 습관이 건강한 척추를 지키는 첫걸음**이라는 사실을 기억하자.

CHAPTER.1

지금 바로 해보세요! 척추 건강 셀프 진단법

CHECK 1. 벽에 등 대고 서기

허리 뒤로 주먹 하나가 들어갈 정도의 공간이 있으면 요추전만이 심한 상태, 어깨가 벽에 닿지 않으면 척추가 굽은 상태일 확률이 높다.

CHECK 2. 무릎 안고 앞뒤로 구르기

척추 하나하나가 아무 문제없이 바닥에 잘 닿는지, 통증은 없는지 확인해 보자. 특정 부위가 잘 움직이지 않거나 아픈 곳이 있다면 주의가 필요하다. 통증 때문에 구르는 동작을 할 수 없다면 이미 척추 노화가 진행된 상태일 수 있다.

CHECK 3. 거울로 자세 확인하기

전신 거울 앞에 서서 양쪽 어깨와 골반의 높이가 같은지 확인한다. 한쪽이 다른 쪽보다 높거나 낮으면 척추측만을 의심할 수 있다.

CHECK 4. 눈 감고 제자리 걷기

눈을 감고 제자리에서 힘차게 50회 정도 걷는다. 눈을 뜬 다음 서 있는 위치를 확인한다. 골반이 틀어졌다면 틀어진 쪽으로 몸이 이동해 있다.

---

3) Hansraj (2014), "Assessment of stresses in the cervical spine caused by posture and position of the head"

CORE-CARE 척추 관리

동서양 의학이 모두 주목하는 '등' 건강

척추가 틀어진 것도 문제지만, 등근육이 뭉쳐도 신경을 압박해 다양한 증상이 나타날 수 있다. 척추를 따라 등을 눌러보면 대부분 '악' 하고 소리를 지르게 되는 지점이 어느 한 곳은 있다. 마사지를 받을 때 아프면서도 시원하다고 느끼는 이유는 신경이 압박을 받고 있다가 자극을 통해 일시적으로 풀리기 때문이다.

불편한 증상이 있다면 그 증상과 연관이 있는 신경 통로 주변 근육을 풀어보는 것도 하나의 해결 방법이다. **만약 신경 압박이 원인이라면 그 부위는 단단하게 뭉쳐 있거나 눌렀을 때 통증이 느껴지는 것이 보통이다. 이런 상태가 오래 지속되면 해당 신경과 연결된 장기의 기능에도 영향을 미칠 수 있다.** 이유 없이 몸살이 나거나, 화장실을 잘 가던 사람이 갑자기 변비가 생기거나, 수면장애와 우울감이 나타날 수도 있다. 뇌경색, 심근경색처럼 혈관이 좁아지고 막히는 '경색'이 신경에서도 일어날 수 있는 것이다.

CHAPTER.1

동양의학에서도 유사한 관점이 있다. 바로 '경락'이다. 경락은 인체 내 기혈이 흐르는 통로를 이르는 말로, 경락에서 가지처럼 뻗어 나온 경맥 위에 특정 경혈^{자리}이 있다. 이 경혈이 우리가 한의원에 갔을 때 침을 놓아주거나 뜸을 떠주는 자리다. 우리 몸의 경혈은 그 개수만 해도 361개에 달하는데, 그중 '배수혈'은 오장육부와 연결된 스위치, 혈 중에서도 내장 기능을 직접 컨트롤할 수 있는 경혈로 알려져 있다. 심장^{심수}, 간^{간수}, 쓸개^{담수}, 비장^{비수}, 신장^{신수}, 삼초^{삼초수} 등 장기의 이름을 딴 24개의 배수혈은 척추 양옆 3cm 지점에 분포하며, 한의학에서는 침·뜸·부항 등을 통해 이 부위를 자극함으로써 장기의 기능을 개선하고 오장육부의 불균형을 정상화한다.

배수혈과 장기의 연관성은 전통적 동양의학 이론이라고 여겨졌으나, 최근 현대 해부학 연구에서 척추 주변의 교감신경절과 장기 사이의 신경 연결 경로[4]가 밝혀지면서 과학적으로도 그 연관성이 확인되었다.

이처럼 **동서양 의학 모두 등이 건강의 핵심이라는 점에 주목한다.** 신경과 장기의 상호작용을 고려할 때, 등 관리는 단순히 근육을 이완하는 것 이상의 의미를 지닌다. 따라서 **척추 정렬을 바로잡고 등근육을 이완하는 것은 전신 건강을 유지하는 데 필수다.**

---

4) Langevin & Yandow (2002), "Relationship of acupuncture points and meridians to connective tissue planes"

CORE-CARE 척추 관리

척추가 뇌를 살린다

척추가 신체 건강뿐 아니라 뇌 건강까지 좌우할 수 있다는 사실을 아는지? 뇌는 우리 몸에서 가장 많은 에너지를 사용하는 기관 중 하나로, 대사가 활발히 이루어지는 만큼 많은 노폐물이 생성된다. 그런데 이 노폐물이 제대로 배출되지 않으면 어떻게 될까? 이런저런 염증이 생기고, 이렇게 쌓인 염증이 각종 뇌질환을 일으킬 수밖에 없다.

뇌의 노폐물을 배출하는 역할을 하는 것은 바로 뇌척수액이다. 뇌 안쪽에서 생성된 뇌척수액은 뇌와 척수 주변을 순환하며 신경조직에 단백질과 영양분을 공급하고, 노폐물을 운반해 처리한다. 뇌척수액이 두개골에서 엉치뼈까지 원활하게 순환되면 뇌도 건강해지고 중추신경계도 정상 작동할 것이다. 뇌척수액은 척추 주변을 따라 흐르므로 척추의 움직임이 곧 뇌척수액 순환의 활성화로 이어진다. 뇌척수액의 흐름을 활성화하는 간단한 척추

CHAPTER.1

운동을 실천해 보자.

첫째, 흉추 움직임을 통한 활성화다. 흉추는 뇌척수액이 통과하는 중요한 경로에 위치한다. 흉추를 부드럽게 회전하거나 굴곡·신전 운동으로 흉추 주변 근육을 이완하고 척추 관절의 움직임을 개선한다. 이는 뇌척수액의 순환을 촉진하는 데 도움이 된다.

둘째, 천골㶅骨 리듬 운동이다. 천골은 뇌척수액 펌프 기능에서 중요한 역할을 한다. 골반을 앞뒤로 가볍게 움직이는 동작으로 뇌척수액의 펌핑 작용을 활성화할 수 있다. 천골의 미세한 움직임은 뇌척수액의 흐름을 촉진해 중추신경계 전체에 긍정적 영향을 미친다. 특히 아침에 일어난 직후나 자기 전에 척추 운동을 하면 신경계 기능을 최적화하는 데 효과적이다.

셋째, 평소 척추를 바르게 세우는 자세도 중요하다. 척추의 S자 곡선이 무너지고 분절이 미세하게 틀어지면 당연히 그 주변을 따라 흐르는 뇌척수액의 통로도 영향을 받는다. 그러니 뇌척수액의 순환을 원활히 하려면 척추를 바로 세워야 한다. 척추측만증, 거북목, 일자목, 굽은 등, 일자 허리 등 변형된 척추를 교정해 경직된 목과 허리 근육을 이완하면 뇌척수액의 흐름이 원활해진다.

척추는 우리 몸의 중심이자 온몸 구석구석으로 신경 통로가 뻗어 나가기 시작하는 중요한 부위다. 척추가 건강하지 못하면 단순한 통증이나 근골격계 질환뿐 아니라 우리 몸의 신경 작용에 혼돈이 생길 수 있고, 이로 인해 신체 각 장기에도 문제가 생긴다. **몸과 뇌를 모두 관할하는 척추를 건강하게 관리하는 것이야말로 몸을 건강한 상태로 회복시키는 첫걸음이다.**

7-Habit Summary
Core
척추는 우리 몸의 관제탑이다

척추 관리, 왜 중요한가?

척추는 뇌에서 시작된 신경이 전신으로 퍼지는 '통로'다.

자율신경계의 중심축인 척추가 틀어지면 몸 전체 균형이 무너진다.

척추 주변 근육이 뭉치면 자율신경 조절력이 약해진다.

등이 굳으면 소화불량, 불면, 만성피로 등 신경성 증상이 유발된다.

척추 운동은 뇌척수액 순환을 돕고 치매 예방에 도움을 준다.

척추 정렬과 이완이 건강관리의 시작이다.

오늘부터 실천

척추를 S자 곡선으로 세우는 자세 점검

스마트폰 볼 때 고개 숙이지 않고 눈높이에 맞추기

주기적으로 등근육 마사지하기

매일 흉추 회전, 골반 틸트 등 척추 스트레칭 실천

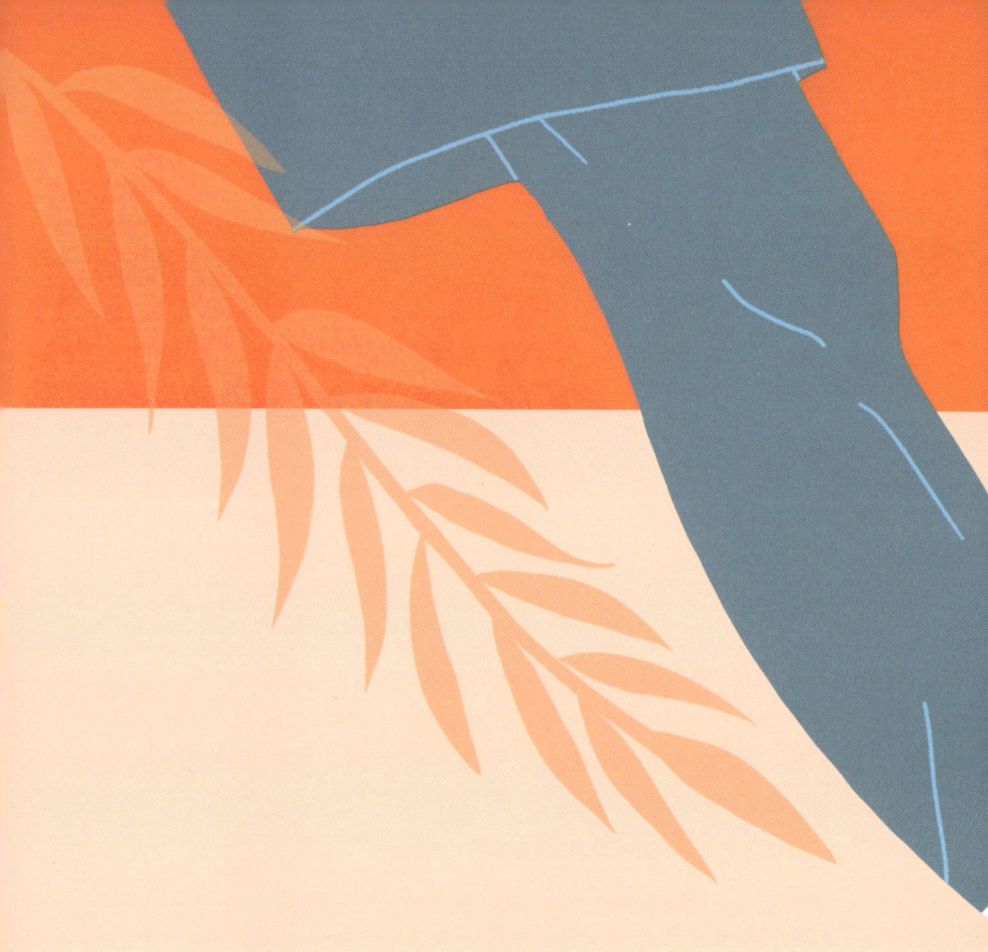

CHAPTER.2
Exercise-Care

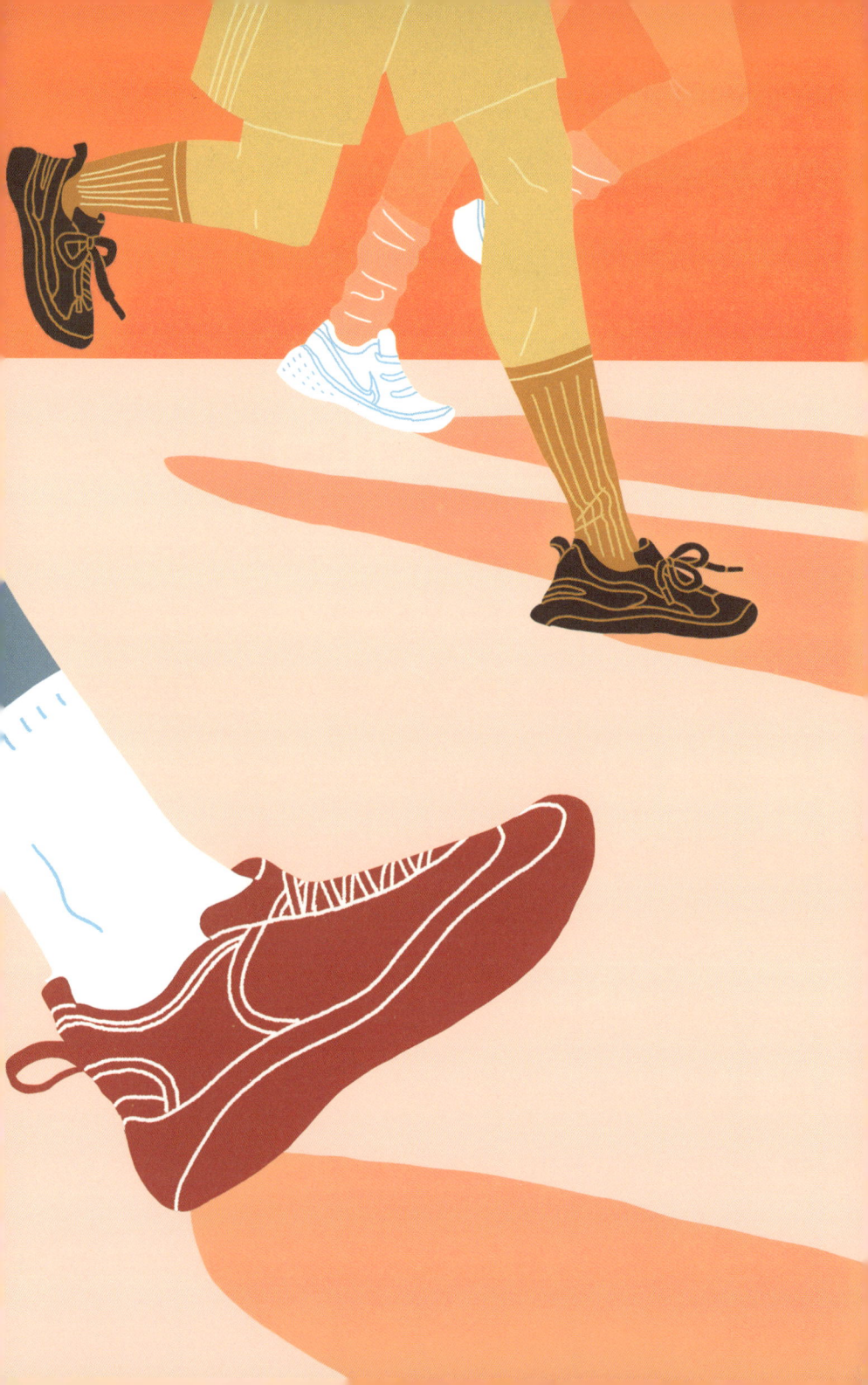

C
Exercise
R
A
G
E
M

운동 관리

뱃살은 늘고, 허벅지둘레는 줄고,
종아리근육은 빠진다면?
비만과 근감소증은
WHO가 인정한 질병입니다.

EXERCISE-CARE 운동 관리

"비만은 질병입니다"

"왜 운동하세요?"

사람들은 대부분 첫 번째 이유로 다이어트를 꼽는다. 나이가 들면 다이어트는 단순히 미용 문제가 아닌 건강과 직결된 필수 과제다.

올해도 어김없이 건강검진 결과를 보며 의사가 말한다. "체중을 줄이셔야 합니다." 위험신호가 감지된 수치는 다양하지만, 조언은 한결같다. 체중감량만으로도 대부분 지표가 개선될 수 있다는 것이다. 대한비만학회에 따르면 비만한 사람은 그렇지 않은 사람보다 관상동맥질환 위험이 1.5~4배, 고혈압은 2.5~4배, 당뇨병은 5~13배 높다. 하지만 얼굴이 핼쑥하거나 허리가 잘록해질 만큼 극단적으로 체중을 감량할 필요는 없다. 5~10%만 줄여도 비만 관련 질병과 합병증을 크게 감소시킬 수 있다.

비만은 각종 만성질환과 이상지질혈증, 심혈관계 질환, 소화기

CHAPTER.2

계 질환, 근골격계 질환, 일부 암 발생률을 높이는 주원인으로 꼽힌다. 이쯤 되면 비만이 만병의 근원으로 불리는 이유를 이해할 것이다. 비만은 만병의 근원일 뿐 아니라 그 자체로도 질병이다. 세계보건기구WHO는 이미 2021년에 비만을 질병으로 공식 규정했다. 즉 비만은 치료가 필요한 질병이라는 인식을 가져야 한다는 것이 WHO의 설명이다.

그런데 요즘은 비만이라는 심각한 질병에 걸린 사람이 너무 많다. WHO에 따르면, 2022년 기준 전 세계 성인의 약 43%는 과체중 이상BMI 25 이상이며, 그중 약 16%는 비만BMI 30 이상으로 분류된다. 전체 인구를 기준으로 하면 비만 인구는 성인 약 8억9000만 명, 미성년자 약 1억6000만 명을 합쳐 10억5000만 명에 이른다. 이 수치는 비만이 전 세계에서 가장 흔한 만성질환 중 하나로 자리 잡았음을 보여준다.

우리나라도 상황은 크게 다르지 않다. 대한비만학회의 <비만병 팩트 시트>(2024)에 따르면, 국내 비만병과 복부비만 유병률은 지속적으로 증가해 2022년 기준 각각 38.4%, 24.5%에 달한다. 남성의 경우 비만율이 47.4%로, 두 명 중 한 명꼴이다. 여성은 25.7%로, 네 명 중 한 명이 비만이다. 특히 30대와 40대 남성의 비만율은 더욱 심각하다. 2022년 기준 30대 남성의 비만율은 55.7%, 40대 남성은 53.6%에 달한다. 이는 30~40대 남성의 절반 이상이 비만이라는 질병에 걸렸다는 뜻이다.

EXERCISE-CARE 운동 관리

비만, 세계 인구 여덟 명 중 한 명이 겪는 건강 위협 요인

(단위: 명)

비만	10억5000만
흡연	10억2500만
당뇨(2형)	4억5200만
알코올 관련 질환	4억
치매	5500만
우울증	2800만
파킨슨병	850만

세계보건기구(WHO)·미국 국립보건원(NIH), 2022

"흡연, 당뇨, 음주, 치매, 우울증 등은 오랫동안 대표적 건강 위험 요인으로 여겨왔다. 하지만 지금은 비만이 이 모든 문제를 앞지른다.
전 세계 10억5000만 명, 흡연 인구보다 많은 이 숫자는 비만이 더 이상 개인의 문제가 아닌 전 세계 건강 시스템을 흔드는 가장 큰 위협이 되고 있다는 뜻이다. 현재 우리가 마주한 가장 보편적인 병, 바로 '비만'이다."

CHAPTER.2

복부비만은
우리 몸의 시한폭탄

배가 나오면 옷맵시가 나지 않거나 몸이 둔해 불편하다고 느낄 수 있지만, 사실 그보다 무서운 건 불룩 튀어나온 뱃속에 자리 잡은 지방 덩어리다. 허리둘레가 늘어나면 그만큼 수명이 줄어든다는 말이 있다. 이는 허리둘레가 증가할수록 심혈관질환, 당뇨 등의 발병 위험이 커지면서 기대수명이 단축될 수 있음을 의미한다.

예전에는 단순히 지방을 에너지 저장고 정도로 여겼지만, 비만 연구가 진행되면서 사실이 아님이 밝혀졌다. 인체가 주로 사용하는 에너지원인 포도당은 음식 섭취를 통해 체내로 들어오고, 사용하고 남은 에너지는 간에서 글리코겐 형태로 저장되거나 지방세포 속으로 들어가 중성지방으로 변환된다. 문제는 이러한 중성지방이 주로 복부에 축적된다는 점이다. 내장 사이에 자리 잡은 지방세포에서는 혈액 속으로 만성염증 물질인 아디포카인을 분비한다. 이 아디포카인이 포도당 대사에 이상을 일으켜 고혈압,

EXERCISE-CARE 운동 관리

당뇨병, 고지혈증 등 여러 질환을 유발할 뿐 아니라 만성염증을 촉진해 암과 치매 발병률을 높인다.

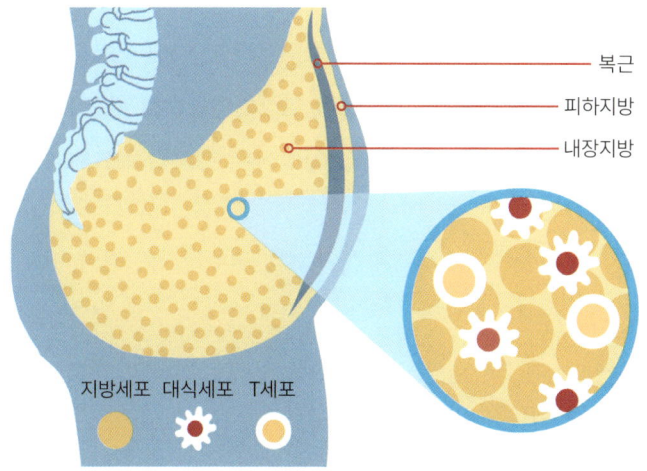

"지방이 과도하게 쌓이면 지방세포가 스트레스를 받고, 이로 인해 대식세포와 T세포가 활성화되며 염증 물질을 분비한다."

내장지방에서 만성염증 물질이 분비되면

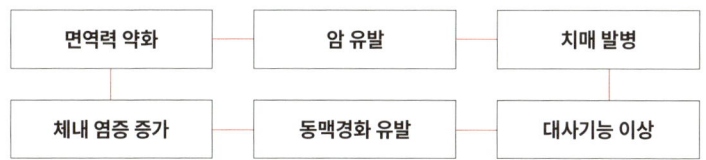

CHAPTER.2

살이 찌면 자연스럽게 허리둘레도 늘어나지만, 나이 들수록 팔다리가 가늘어지고 복부만 두툼해지는 체형으로 변하기 쉽다. 그러니 체중이 늘지 않았다고 해서 안심할 수는 없다. 복부비만은 체중이 아닌 허리둘레로 판단한다.

대한비만학회 자료에 따르면 **체중이 정상 범위라도 허리둘레가 남성 90cm 이상, 여성 85cm 이상이면 1단계 비만과 동일한 수준의 건강 위험을 초래할 수 있다.** 배가 나오면 체중이 적게 나가도 비만한 사람만큼 대사질환에 걸리기 쉬운 상태라는 뜻이다. 더불어 심근경색과 허혈성뇌졸중 발병 위험도 높아진다.

'남자 90cm 이상, 여자 85cm 이상'이라는 기준은 키, 체격에 상관없이 적용된다. '나는 키가 크니까, 혹은 덩치가 크니까 이 기준에서 10cm 정도 초과해도 괜찮을 거야!'라고 생각하면 큰 오산이다. 몸무게가 50kg이든, 70kg이든 여성은 허리둘레가 85cm를 초과하면 복부비만으로 판단한다.

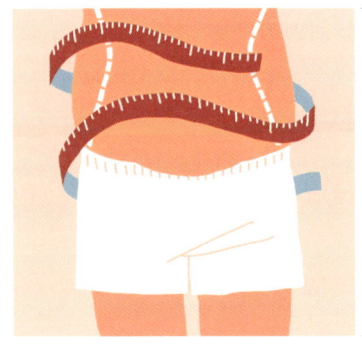

**선 넘지 마세요!
복부비만의 경계선**

남자 90cm(35.4인치) 이상
여자 85cm(33.5인치) 이상

EXERCISE-CARE 운동 관리

배 나온 남자는 치매 조심

나이가 들면서 가장 무서워지는 질환이 바로 치매다. 그런데 여러 연구에서 복부비만인 사람이 치매 발병 위험이 더 높다는 통계적 상관관계가 보고되었다. 아직까지 내장지방이 직접 치매를 유발하는지, 아니면 내장지방이 많을수록 당뇨·고혈압 등 대사질환이 증가하면서 치매 위험이 높아지는지는 밝혀진 바가 없다. 하지만 **내장지방이 증가할수록 혈관 건강이 악화되고, 이로 인해 뇌혈류 공급이 줄어들면서 치매 위험을 높이는 것으로 보인다.** 복부비만이 치매로 이어질 수 있다는 건 허리둘레 관리의 중요성에 대한 경각심을 더욱 일깨운다.

삼성서울병원과 연세대학교 연구팀이 45세 이상 건강검진 수진자 1700여 명을 대상으로 조사한 결과, 허리둘레가 엉덩이둘레에 가까워질수록 치매 위험이 높아진다는 사실이 밝혀졌다. 특히 남성에게 이러한 연관성이 두드러졌으며, 여성에게는 통계적으로

CHAPTER.2

유의성이 나타나지 않았다. 즉 남성일수록 복부비만이 치매 위험을 증가시키는 요소로 작용할 가능성이 크다.

    기본적으로 알츠하이머치매는 여성의 발병률이 남성보다 두 배 이상 높은 것으로 알려졌다.[1] 하지만 내장지방이라는 복병이 등장하면 상황이 바뀐다. 똑같이 배가 나와도 치매에 걸릴 확률은 여자보다 남자가 더 높다. 그 이유는 아직 과학적으로 밝혀지지 않았지만, 남자의 내장지방이 치매에 더 위협적이라는 내용이 국내외 여러 연구를 통해 보고되었다.

---

[1] Alzheimer's Association (2015), "2015 Alzheimer's disease facts and figures"

EXERCISE-CARE 운동 관리

복부비만이 되는 첫 번째 이유는 근육량 감소

젊을 때는 체중이 늘어도 전체적으로 살이 붙는 느낌이지만, 나이가 들수록 이상하게 배만 나오는 기분이 든다. 틀리지 않다. 실제로 나이 들어 살이 찌면 내장지방부터 빠르게 늘어난다.

남성호르몬은 근육을 생성하고 지방 축적을 막는 역할을 한다. 하지만 30대 이후 남성호르몬 분비가 줄어들면 근육량이 감소하고, 포도당 분해 기능이 저하돼 남은 칼로리가 뱃속에 지방으로 차곡차곡 쌓인다. 여성도 마찬가지다. 여성호르몬이 피하지방을 엉덩이와 허벅지에 축적해 임신과 출산에 유리한 신체 조건을 만드는 데 기여하지만, 완경 후 여성호르몬이 급감하면 남성처럼 지방이 내장지방에 쌓이기 쉬운 체질로 바뀐다. 여기에 노화로 근육량까지 감소하면 기초대사량이 더욱 떨어지고, 남은 에너지는 내장지방에 계속 쌓인다.

CHAPTER.2

근육 감소: 몸 전체를 무너뜨리는 도미노효과

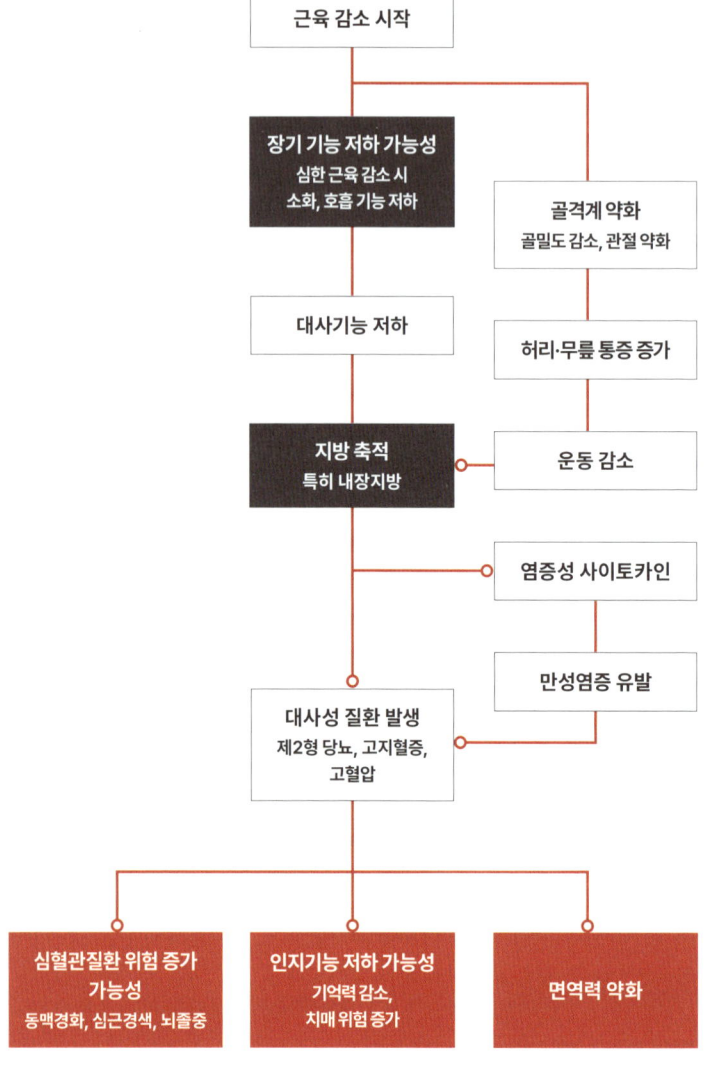

EXERCISE-CARE 운동 관리

2018년 <노화연구학회 저널>에 발표된 연구 자료에 따르면 50세 이후 근육은 매년 1~2%씩 감소하며, 10년이면 약 4kg의 근육이 몸에서 빠져나간다. 특히 39세부터 근육 감소 속도가 빨라져 65세에는 25~35%, 80~90세가 되면 50% 이상 근육이 소실된다. 노화가 가장 큰 원인이지만 운동 부족이나 영양결핍, 만성질환 역시 근육 감소를 촉진할 수 있다.

고령자에게 건강하다는 의미는 무엇일까? 고혈압이나 당뇨병 여부가 '건강하다', '아니다'를 판단하는 기준이 될 수 있을까? **WHO는 노인들의 건강 상태는 질병 유무가 아닌 자립 능력으로 평가해야 한다고 강조한다. 스스로 씻거나 먹거나 옷을 입을 수 있고, 사회생활을 영위할 수 있는지 여부가 건강의 척도라는 것이다.**

이같이 노년의 자립 생활을 어렵게 만드는 가장 큰 원인은 노화로 인한 근육 감소다. 근육이 줄어들면 근력이 약해지고, 걷기가 어려워지면서 활동량이 줄어든다. 그러면 다시 근력이 줄어드는 악순환에 빠지게 된다. 결국 다른 사람의 도움 없이는 거동하기 힘든 요양 생활로 이어질 수 있다. 근육이라 하면 흔히 남들이 부러워하는 탄탄하고 건강한 몸매를 떠올리기 쉽지만, 근육은 보이는 것보다 훨씬 중요하다. 근육이 노년 삶의 질을 결정하기 때문이다.

CHAPTER.2

근육이 줄어들고 있다는 신호

☐ 걷는 속도가 느려진다.

☐ 걷다가 잘 넘어진다.

☐ 까치발을 들어 올리는 것이 어렵다.

☐ 앉았다 일어날 때 손을 짚어야 일어날 수 있다.

☐ 점점 '쩍벌' 자세가 편해진다.

☐ 병뚜껑을 따기 어렵다.

☐ 기력이 없다.

☐ 쉬어도 피로가 쉽게 가시지 않는다.

☐ 식욕이 없다.

☐ 키가 줄었다.

☐ 무거운 물건을 들지 못한다.

EXERCISE-CARE 운동 관리

허벅지가 가늘면
당뇨 위험이 높아진다

나이가 들면 호르몬이 변화하면서 근육이 감소하기 마련이다. 여기에 신체 활동량까지 줄어들면서 근육 감소는 더욱 가속화된다. 근육이 줄어들면 각종 신진대사에도 문제가 생긴다. 콜레스테롤과 중성지방이 충분히 연소되지 못해 복부에 내장지방이 쌓이고, 이로 인해 대사증후군의 위험이 커진다.

특히 당뇨병 위험군이라면 더욱 주의해야 한다. 근육은 혈당 조절과 밀접한 관련이 있다. **근육은 혈당이 높아지면 포도당을 흡수하고, 혈당이 떨어지면 저장한 에너지를 사용해 혈당을 일정하게 유지하는 역할을 한다. 따라서 근육량이 많을수록 혈당을 조절하는 데 유리하다.** 근육량이 감소하지 않게 유지하는 것은 당뇨 예방과 관리의 핵심이다.

그중에서도 허벅지근육은 특히 중요하다. 허벅지는 우리 몸에서 가장 큰 근육으로, 전체 근육량의 약 3분의 2를 차지한다. 만

CHAPTER.2

약 당뇨 환자의 허벅지둘레가 줄어들었다면, 그만큼 당뇨병이 악화될 위험이 높아졌다는 경고 신호일 수 있다.

흔히 "노화는 다리에서부터 시작된다"고 하는데, 과학적으로도 맞는 말이다. 20대부터 90대까지 근육량을 부위별로 비교하면 다리근육이 가장 많이 줄어든다. 나이 들수록 가장 중요한 부위의 근육이 허벅지인데, 근육이 가장 많이 빠지는 부위 또한 허벅지라는 점이 아이러니하다. 따라서 하체근육, 특히 허벅지근육 관리에 더욱 신경 써야 한다.

그렇다면 허벅지둘레는 어느 정도가 이상적일까? 남성은 60cm 이상, 여성은 57cm 이상이 혈당 관리에 유리하다. 연세대학교 보건대학원 연구팀이 30~79세 약 32만 명의 자료를 분석한 결과, 허벅지둘레가 1cm 줄어들 때마다 당뇨병 위험이 남성은 8.3%, 여성은 9.6% 증가했다. 남성의 경우 허벅지둘레가 60cm 이상이면 43cm 미만인 사람보다 당뇨병 위험이 4배 낮았고, 여성은 허벅지둘레가 57cm 이상이면 43cm 미만인 사람보다 당뇨병 위험이 5.4배 낮았다. 지금 당장 허벅지둘레를 측정하고 목표치 달성을 위해 꾸준히 근력운동을 실천해 보자.

EXERCISE-CARE 운동 관리

"식사를 통해 섭취한 탄수화물은 포도당으로 전환되어 혈중에 흡수된다. 이때 우리 몸 근육 3분의 2를 차지하는 허벅지근육이 포도당을 흡수해 연료로 태운다. 근육이 포도당을 잘 쓰지 못하면 결국 남은 당은 혈액 속에 흘러 들어가 혈당을 높인다. 허벅지는 단순히 걷는 데 쓰는 근육이 아니라 혈당을 조절하는 핵심 장치다."

당을 태우는 허벅지근육

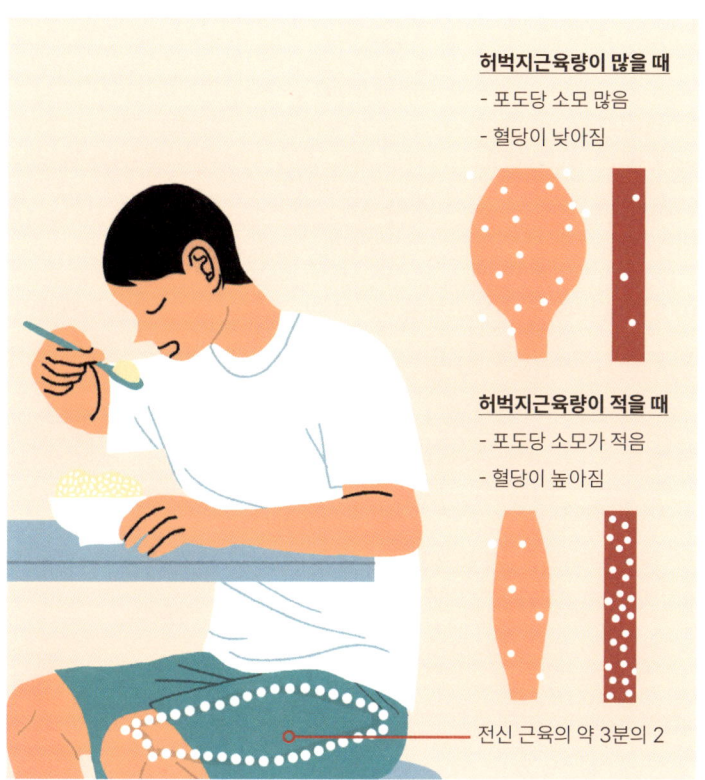

CHAPTER.2

무릎이 아프면
허벅지근육을 키우자

나이가 들어 무릎이 시큰하면 관절염이 아닌지 걱정된다. 계단을 내려갈 때도 '무릎에 안 좋다는데' 하는 생각에 겁부터 난다. 주위를 둘러보면 나이 들어 무릎이 아프지 않은 사람을 찾아보기 어렵다. 걷기나 등산도 자칫 잘못하면 무릎에 더 무리가 간다니, 운동이 도움이 될지 아리송하다.

건강보험심사평가원의 통계에 따르면, 2023년 한 해 동안 무릎관절염으로 병원을 찾은 환자는 344만 명이다. 이 중 50대 이상 여성 환자는 227만여 명으로, 전체의 약 68%를 차지한다. 특히 갱년기 이후 여성호르몬이 감소하면 뼈와 관절을 보호하는 기능이 줄어들어 무릎관절염 발병률이 급격히 증가한다.

하지만 무릎을 아낀다고 몸을 덜 움직이거나 운동을 피하는 것은 좋지 않다. 적절한 운동은 무릎관절염에 도움이 되지만, 문제는 준비되지 않은 상태에서 운동을 시작하는 것이다. 다리 근력이 약한데 바로 등산이나 걷기 운동을 하면 오히려 무릎관절이 손상될 수 있다. 관절에 무리가 가지 않도록 다리근육부터 강화해야 한다.

가장 먼저 해야 할 일은 무릎 주변 근육의 근력 강화, 특히 허벅지근육을 키우는 것이다. **허벅지근육은 무릎의 충격을 흡수하고 관절의 안정성을 유지하는 역할을 한다.** 특히 대퇴사두근^{허벅지 앞쪽 근육}과 내전근^{허벅지 안쪽 근육} 강화를 통해 무릎 부담을 줄일 수 있다. 만약 앉았다 일어날 때 손을 짚어야 하거나, 점점 '쩍벌' 자세가 된다면 허벅지근육이 약해졌다는 신호인 만큼 무릎 통증이 없어도 허벅지 근력을 강화할 필요가 있다.

무릎관절 부담을 최소화하면서 효과적으로 근력을 키우려면 앉아서 하는 허벅지 강화 운동부터 시작해 보자. 적절한 준비운동과 근력 강화가 이루어진 후 걷기나 등산 같은 운동을 하면 무릎관절의 안정성을 유지하면서 안전하게 활동할 수 있다.

CHAPTER. 2

종아리근육은 제2의 심장

혈전이 무서운 이유는 혈액의 통로인 혈관을 막아 심근경색이나 뇌졸중을 일으킬 수 있기 때문이다. 만약 혈전이 생겨 혈류가 차단되면 급사할 위험이 있으며, 살아남더라도 마비 등 심각한 장애를 남길 수 있다. 이처럼 **무서운 혈관병인 혈전이 종아리근육과 깊이 관련돼 있다는 사실을 모르는 이가 많다.**

보통 하체근육 하면 허벅지근육만 중요하다고 생각하지만, 혈액순환에서 간과해선 안 될 하체근육이 바로 종아리근육이다. 종아리근육 주변에는 정맥이 모여 있다. 심장에서 나오는 혈류가 흐르는 혈관이 동맥이라면, 다시 심장으로 돌아가는 혈류가 흐르는 혈관이 정맥이다. 하체의 정맥 혈류는 비교적 약하게 흐르는 데다 중력을 거슬러 위로 올라가야 하기에 정체되기 쉽다. 이때 **종아리근육이 이 정맥을 펌프질해 하체로 내려온 피를 다시 심장으로 보내는 중요한 역할을 한다.** 종아리근육을 '제2의 심장'으로 부르

는 이유다.

　오랜 시간 앉아 있으면 다리가 저리고 붓는 것도 종아리근육이 제대로 혈액을 순환시키지 못하기 때문이다. 반면 걷거나 움직일 때 종아리근육이 수축과 이완을 반복하면 혈액순환이 원활해진다. 만약 종아리근육이 약해져 이러한 펌프 기능에 문제가 생기면 어떻게 될까? 혈액이 정체되면서 혈전이 생길 위험이 커지고, 심한 경우 종아리에서 형성된 혈전이 위로 올라가 폐동맥을 막아 폐색전증으로 이어질 수 있다. 폐색전증으로 진행되면 호흡이 곤란해지거나 가슴통증, 실신, 심정지에 이를 수 있다.

　허벅지둘레로 당뇨를 예측할 수 있다면, 종아리둘레는 근감소증과 연관이 있다. 만 70~84세 657명을 대상으로 한 '한국 노인 노쇠 코호트 구축 및 중재 연구'에 따르면, 종아리둘레가 35cm 미만인 남성과 33cm 미만인 여성의 경우 근감소증 발생률이 각각 82%, 72%에 달했다. 종아리둘레가 줄어든다는 것은 근육량이 감소하면서 신체 기능이 저하되고 있다는 신호다.

　간단한 자가 진단 방법도 있다. 줄자가 없다면 양손 엄지와 검지로 링을 만들어 종아리의 가장 두꺼운 부위를 감싸 보자. 종아리가 두꺼워 엄지나 검지가 서로 붙지 않는다면 합격!

CHAPTER.2

종아리근육은 혈액을 끌어 올리는 펌프

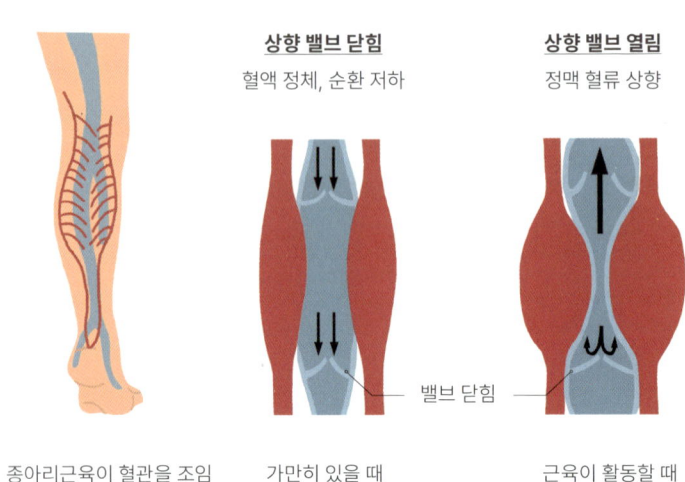

"종아리는 단순히 걷는 데 쓰이는 근육이 아니다. 수축과 이완을 반복하며 다리 아래 고인 혈액을 위로 밀어 올리는 펌프 역할을 한다. 이 덕분에 혈액은 중력에 저항하며 심장까지 도달할 수 있다. 하지만 오랜 시간 가만히 서 있거나 앉아 있으면 이 기능이 떨어지면서 혈액이 정체되고, 부종·냉증·하지정맥류로 이어질 수 있다."

EXERCISE-CARE 운동 관리

막무가내 운동이
몸을 망친다

'많이 걸을수록 좋다', '이왕 하는 거 달리는 게 낫다', '나이 들수록 웨이트트레이닝을 해야 한다', '자연 속에서 즐길 수 있는 등산이 최고다', '공기 좋은 데서 골프 치는 게 제일이다', '계단 운동이 돈 안 들고 좋다' 등의 조언과 추천 운동이 넘쳐난다. 많은 사람이 건강을 위해 운동을 시작하지만, 막상 해보면 오히려 아픈 데가 더 많아진다. 줄곧 걷다가 족저근막염이 오기도 하고, 조깅하고 등산하다 무릎관절염이 심해지기도 한다. 웨이트트레이닝으로 디스크가 터지기도 하고, 빠지라는 뱃살은 안 빠지고 근육만 빠져 허벅지가 더 가늘어지기도 한다. 건강이 좋아지고 있는 게 맞는지 의문이 드는 순간이 많다. 사실 우리는 몸을 망치는 운동을 하고 있는지도 모른다.

많은 사람이 운동은 강도 높게 해야 효과적이라고 생각한다. 땀이 흐르고 숨이 차야 제대로 운동한 것 같다고 믿는 경향이 있

CHAPTER.2

다. 그런데 최근 이런 상식 아닌 상식을 깨는 운동법이 주목받고 있다. 바로 슬로 조깅이다. 일반적 걷기 속도가 시속 4~6km라면, 슬로 조깅은 이와 비슷한 3~6km 속도로 천천히 뛰는 운동이다.[2] 말이 조깅일 뿐 걷는 것만큼 느린 셈이다. 이렇듯 조깅이라 하기에도 뭣한 슬로 조깅이 과연 운동 효과가 있을까? 결론부터 말하면, **슬로 조깅은 덜 힘들고 피로도가 낮지만 지방 연소 효과는 뛰어나 체중감량에 도움이 된다. 게다가 피로물질이 쌓이지 않아 회복이 빠르다는 장점도 있다.**

무조건 힘들거나 숨차게 운동해야 건강에 도움이 되는 것은 아니다. 나이가 들면서 체중이 늘어 관절과 무릎에 부담이 가중되는데, 체력과 근력이 약해진 상태에서 무작정 좋다는 운동을 따라 하면 오히려 몸에 무리가 갈 수 있다. 뼈에 부담이 되지 않는 선에서, 동시에 가장 중요한 근육을 강화하는 안전한 운동을 해야 한다. 운동의 이점을 최대한 누리면서도 힘들지 않고 언제든 쉽게 할 수 있는 방법이 있다면 말이다.

---

[2] Tanaka & Abo (2013), "Slow jogging: Lose weight, stay healthy, and have fun with science-based, natural running"

7-Habit Summary
Exercise
움직임이 약이 된다

운동 관리, 왜 중요한가?

운동은 비만과 만성질환을 다스리는 1차 처방이다.

중년기 운동은 단순히 체형 관리가 아닌 생존 전략이다.

내장지방은 대사질환과 치매 위험을 높이는 침묵의 적이다.

허리둘레는 건강을 예측하는 중요한 지표다.

허벅지가 가늘면 혈당 조절 능력이 떨어져 당뇨 위험이 커진다.

종아리둘레는 근육량과 생존력의 간접 지표다.

근육량이 많을수록 대사기능과 면역력이 강화된다.

오늘부터 실천

허리둘레 목표: 남 90cm / 여 85cm 이하

허벅지둘레 목표: 남 60cm / 여 57cm 이상

종아리둘레 기준: 남녀 33cm 이상 유지

하체 근육 집중 강화: 허벅지 & 종아리 운동 실천

무리한 고강도 운동 대신 일상 속 지속 가능한 움직임 만들기

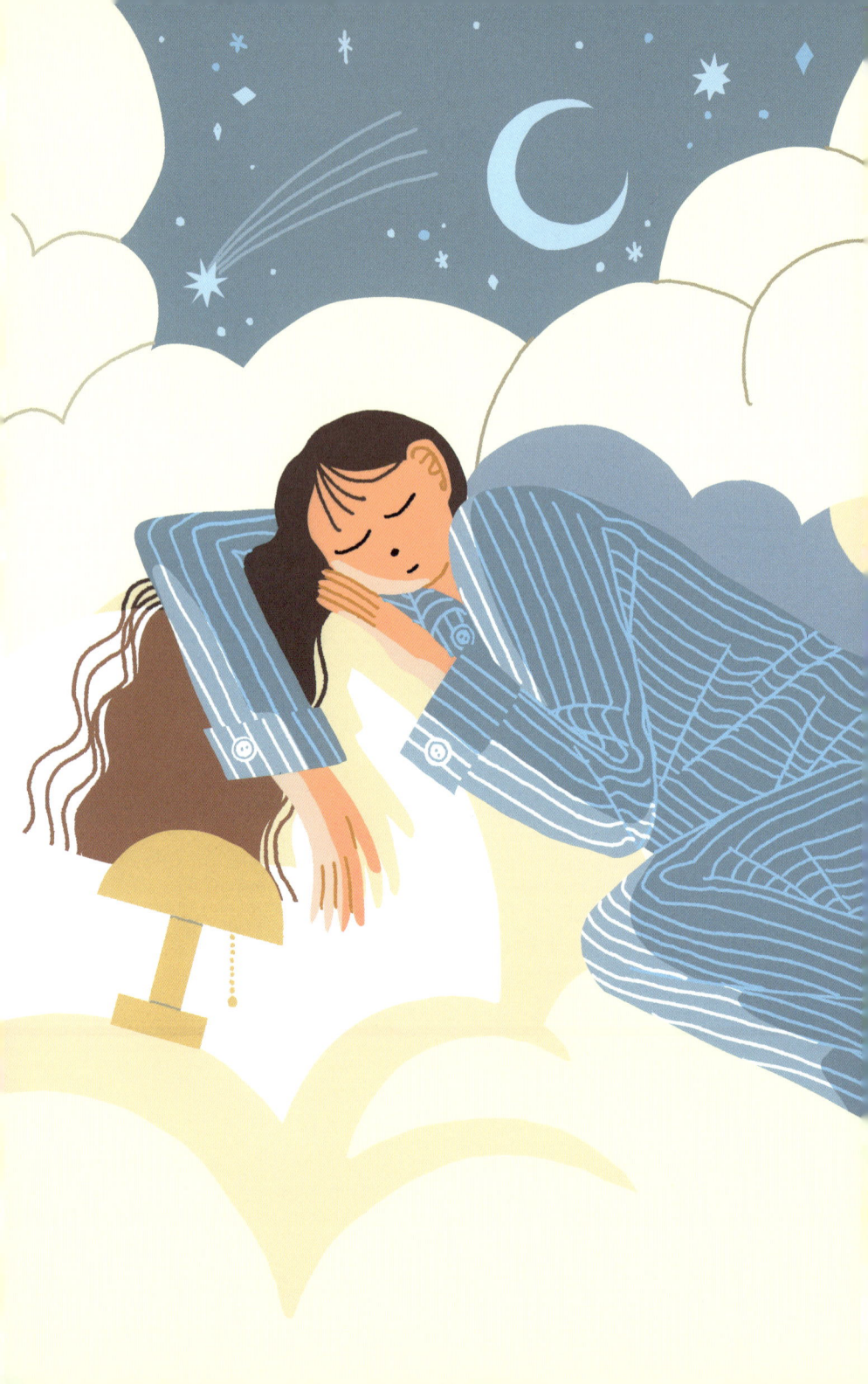

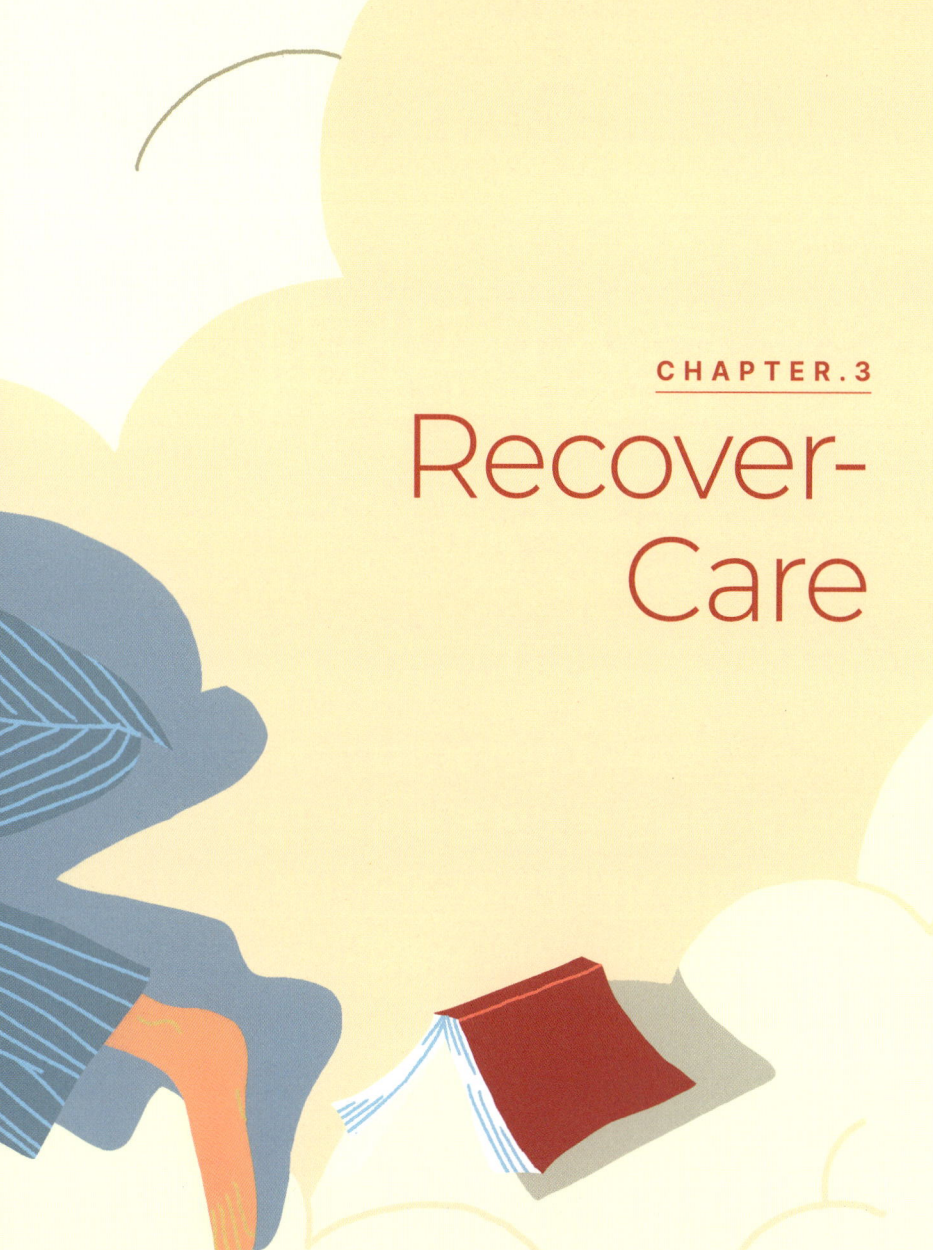

CHAPTER.3
Recover-Care

C
E
Recover
A
G
E
M

휴식 관리

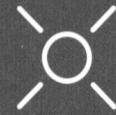

잠자는 시간이 아깝다고요?
아니요, 제대로 못 자면 몸과 마음이 닳습니다.
잘 자는 사람이 오래도록 건강합니다.
숙면이 당신의 수명입니다.

RECOVER-CARE 휴식 관리

잠 좀 설쳤을 뿐인데
치매에 걸릴 수 있다고?

잠을 잘 못 잔 다음 날에는 머리가 멍하고 정신이 맑지 못하다. 단순히 하루이틀 밤잠을 설친다고 문제가 생기는 건 아니지만, 오래 지속되면 이야기가 달라진다. **수면 부족은 단순한 피로를 넘어 당신의 뇌를 망가뜨리는 시작일 수 있다. 실제로 숙면을 취하지 못하면 기억력이 저하되고, 심하면 알츠하이머병으로 이어질 수도 있다.**

　이는 과학적으로도 입증된 사실이다. 한 연구에서 쥐를 두 그룹으로 나눠 한 그룹은 정상 수면을 취하게 하고, 다른 그룹은 3일간 강제로 깨어 있게 했다. 그 결과, 잠을 못 잔 쥐의 뇌에서 기억을 담당하는 신경세포의 생성이 현저히 감소한 것을 밝혀냈다. 인간도 마찬가지다. 학생들을 대상으로 한 실험에서 8시간 이상 충분한 수면을 취한 그룹과 그렇지 않은 그룹을 비교했는데, 잠을 충분히 잔 학생들의 성적이 평균 30%나 더 높았다. 굳이 이런 실험이 아니어도 학창 시절을 떠올려보자. 시험 전날 밤을 새우고

CHAPTER.3

벼락치기로 공부하면 시험 직후 내용을 쉽게 잊어버리지 않았는가? 자는 동안 뇌가 단기기억을 장기기억으로 전환하는데, 잠이 부족해 이 과정이 이루어지지 못했기 때문이다.

잠을 제대로 못 잤더니 머리가 띵하고 정신이 맑은 상태로 잘 돌아가지 않는다? 이 정도에서 그치면 다행이지만, 문제는 훨씬 심각하다. 알츠하이머병의 주원인으로 꼽히는 아밀로이드베타단백질이 뇌에 쌓이는 과정과 수면 부족 사이에 밀접한 관련이 있다는 사실이 밝혀진 것이다. 실제로 알츠하이머병 환자를 검사해보니 뇌에서 나오는 노폐물 중 하나인 아밀로이드베타가 정상보다 훨씬 많이 쌓여 있었다고 한다. 뇌가 충분한 휴식을 취하지 못하면 이런 노폐물이 제거되지 못하고 쌓이며, 이는 다양한 뇌질환을 유발하는 원인이 된다.

그렇다면 뇌는 어떻게 스스로를 청소할까? 중요한 것은 이 정화 과정이 숙면을 취하는 동안에만 활발히 이루어진다는 것이다. 인체에는 림프계라는 하수처리 시스템이 있어 세포 사이사이의 노폐물을 처리하는 역할을 한다. 하지만 뇌는 림프액 대신 뇌척수액Cerebrospinal Fluid, CSF이 뇌 청소를 담당한다. 뇌척수액은 두개골과 뇌 사이를 채우고 있으며, 우리가 깊이 잠들었을 때 뇌세포가 수축하면서 세포 사이의 공간이 넓어진다. 이때 뇌척수액은 뇌세포 사이를 순환하면서 노폐물을 씻어낸 뒤 이 노폐물을 뇌 외부로 이동시켜 배출한다.[1] 여러 임상 연구에서 수면의 질이 떨어질수록 뇌에 아밀로이드베타가 많이 쌓인다는 것은 이미 입증된 사실이다.

RECOVER-CARE 휴식 관리

글림프 시스템: 숙면 중 작동하는 뇌 청소기

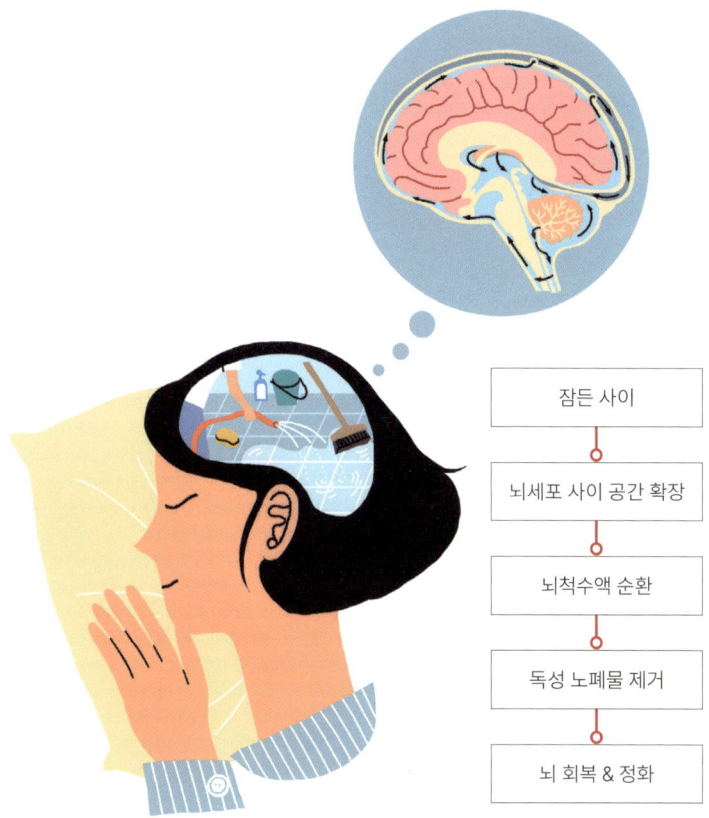

잠든 사이
↓
뇌세포 사이 공간 확장
↓
뇌척수액 순환
↓
독성 노폐물 제거
↓
뇌 회복 & 정화

"깊이 잠들면 뇌세포 사이 공간이 열리고 그 틈으로 뇌척수액이 흐르며 노폐물을 씻어낸다. 이 시간은 하루 중 뇌가 가장 조용히 회복하는 순간이다."

CHAPTER.3

혹시 30~40대라 치매 걱정은 아직 이르다고 생각하는가? 방심할 때가 아니다. 미국 캘리포니아대학교 연구팀은 30~40대에 지속적으로 수면장애를 겪으면 뇌 노화 속도가 평균 1.6~2.6년 빨라진다는 연구 결과를 발표했다. 늦게 자고, 자주 깨고, 피곤한 상태가 5년 이상 지속되고 있다면 당신의 뇌는 이미 늙어가고 있을 가능성이 크다. 늦게까지 스마트폰을 보며 불규칙한 수면을 반복하는 생활 습관을 버리지 못하면 다음 날 아침 피곤한 정도에서 끝나는 문제가 아닐 수 있다. '젊으니까 아직 괜찮겠지' 방심하는 순간 당신의 뇌는 이미 치매의 길에 접어들었는지 모른다.

1) Iliff et al. (2012), "A paravascular pathway facilitates CSF flow through the brain parenchyma and the clearance of interstitial solutes, including amyloid β"

RECOVER-CARE 휴식 관리

아무것도 하지 않는 시간에 우리 몸이 회복된다

"잠을 충분히 자는 사람은 감기에 걸릴 확률이 절반 이하로 줄어든다."

미국 카네기멜론대학교 연구팀은 실험 참가자 164명에게 고의적으로 감기 바이러스를 노출시켰다. 수면 시간에 따라 감기 발병률을 추적한 결과, 하루 7시간 미만으로 잠을 잔 사람은 8시간 이상 잔 사람보다 감기에 걸릴 확률이 2.94배 높았다.[2] 단 몇 시간의 수면 차이가 면역력에 큰 영향을 준다는 사실은 많은 것을 시사한다.

우리는 보통 운동이나 식단 관리만 건강을 위해 할 수 있는 일이라고 생각한다. 하지만 정말 중요한 건 멈추는 시간이다. 휴식은 단순한 쉼이 아니라 몸과 마음을 긴장 상태에서 풀어주는 이완으로 이어지는 출발점이다.

이완은 단순히 아무것도 하지 않는 상태가 아니라 뇌와 신경

CHAPTER.3

계, 면역계가 재정비하는 시간이다. 이 과정에서 중요한 역할을 하는 것이 바로 부교감신경이다. 부교감신경은 '회복과 치유의 신경'이라 부르는데, 이 신경이 활성화되면 면역세포 기능이 향상되고, 염증 수치가 낮아지며, 스트레스 호르몬인 코르티솔Cortisol의 분비가 억제된다.

그런데 우리는 어떤가? 하루를 긴장 속에서 보내기 때문에 우리 몸은 대부분 교감신경이 주도권을 잡고 있다. 집중하고, 경쟁하고, 판단하고, 반응하기 위해서는 교감신경이 매우 중요하지만 문제는 이 상태가 24시간 지속된다는 것이다. 마치 브레이크 없이 질주하는 자동차와 같다. 그렇게 질주하다가는 결국에는 탈이 나고 만다. 우리 몸은 교감신경에서 부교감신경으로 전환되어야 비로소 몸이 회복 모드에 들어선다. 이 전환을 만드는 것이 바로 이완과 휴식 시간이다.

우리는 건강을 위해 운동하고, 보조제를 챙겨 먹고, 식단을 조절한다. 하지만 정작 쉬는 법에 대해서는 너무 무관심하다. 몸과 마음이 진정 회복되는 때는 휴식 시간이며, 그중에서도 가장 깊은 회복은 이완 상태에서 일어난다는 사실을 잊어서는 안 된다. 조용히 숨을 고르거나, 따뜻한 햇볕을 받으며 산책하거나, 좋아하는 음악을 들을 때 부교감신경이 활성화되며 몸은 점점 회복 모드로 전환된다. 그리고 이 모든 것보다 더 강력한 이완의 시간이 바로 수면이다.

수면은 단순한 에너지 충전이 아니라 신체 전체가 정비되고 재생되는 핵심 과정이다. 잠들어 있는 동안 면역세포는 체내를

순찰하며 손상된 부위를 복구하고, 뇌는 필요 없는 정보를 정리하며 감정을 정돈한다. 단순한 피로 해소가 아닌, 건강이 회복되는 시간인 셈이다.

2) Cohen et al. (2009), "Sleep habits and susceptibility to the common cold"

CHAPTER.3

어젯밤에 7시간 잤나요?

하루 동안 "피곤해!"라는 말을 몇 번이나 하는지 생각해 본 적 있는가? 잠을 자고 나면 괜찮을 것 같지만, 막상 일상생활을 하다 보면 잠자리에 일찍 들기가 쉽지 않다. 침대에 누워도 잠이 오지 않아 계속 뒤척이는 경우가 많다.

인간은 평균적으로 수명의 약 3분의 1을 수면으로 소비한다. 2023년 기준 한국인의 평균 기대수명이 83.5세이니 27.8년을 자면서 보내는 셈이다. 55.7년을 건강하고 활기차게 살려면 27.8년을 잘 자는 것이 중요하다.

수면은 단순한 휴식이 아니다. 우리 몸은 잠을 자면서 하루 동안 소비한 에너지를 재충전하고 기력을 보강해 몸을 다시 활동할 수 있는 정상 상태로 만든다. 몸이 필요한 만큼 잠을 자지 못하면 불안을 느끼고 집중력이 떨어진다. 무엇보다 인체의 면역 체계는 자는 동안 매우 활발하게 활동한다. 잠을 못 자면 감염과

RECOVER-CARE 휴식 관리

염증에 대항하는 사이토카인 단백질 생성에 차질이 생길 뿐 아니라 면역력과 관련된 세포 활성화에 영향을 미치고, 각종 염증 관련 호르몬 수치도 떨어지지 않는다. 병이 생길 위험이 커지는 게 당연하다.

나라별 평균 수면 시간

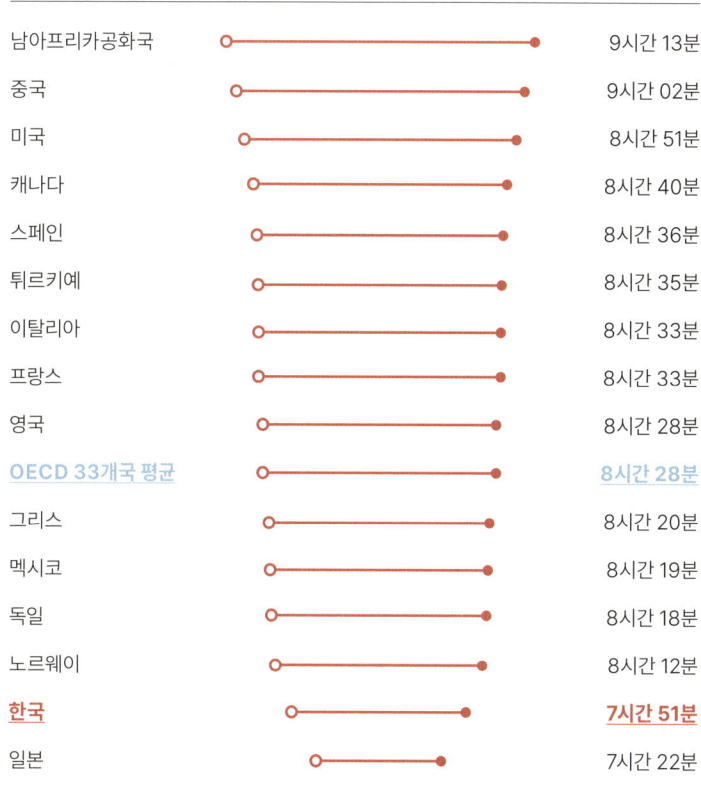

남아프리카공화국	9시간 13분
중국	9시간 02분
미국	8시간 51분
캐나다	8시간 40분
스페인	8시간 36분
튀르키예	8시간 35분
이탈리아	8시간 33분
프랑스	8시간 33분
영국	8시간 28분
OECD 33개국 평균	**8시간 28분**
그리스	8시간 20분
멕시코	8시간 19분
독일	8시간 18분
노르웨이	8시간 12분
한국	**7시간 51분**
일본	7시간 22분

경제협력개발기구(OECD), 젠더 데이터 포털 2021: 전 세계의 시간 활용

CHAPTER.3

그렇다면 우리는 얼마나 자고 있을까? 안타깝게도 한국은 경제협력개발기구 OECD 국가 중 수면 시간이 가장 적은 나라에 속한다. 2021년 OECD가 조사한 평균 수면 시간을 살펴보면, 한국인의 하루 평균 수면 시간은 7시간 51분으로, OECD 평균 8시간 28분보다 30분가량 부족하다. 최하위국인 일본에 이어 두 번째로 수면 시간이 짧다. '7시간 51분이면 굉장히 많이 자는 것 아닌가' 생각하겠지만 이 통계에는 수면 시간이 긴 영유아나 청소년이 포함되고, 주중과 주말의 평균치가 반영되었다. 실제로 성인의 평일 평균 수면 시간은 이보다 훨씬 적을 것으로 추측된다.

수면 시간은 특히 연령에 따라 크게 다르다. 일반적으로 어린이가 어른보다 많이 자고, 젊은이가 노인보다 수면 시간이 짧다. 유니버시티 칼리지 런던 University College London, UCL을 중심으로 한 영국과 프랑스 공동 연구진이 국제 학술지 <네이처 커뮤니케이션즈 Nature Communications>에 발표한 연구에 따르면, 인간의 수면 시간은 태어나서 지속적으로 감소하다 33세 때 최저점을 기록한 뒤 정체기를 거쳐 53세부터 다시 증가하는 경향을 보인다. 53세 이후 서서히 늘어난 수면 시간은 60대 중반이 지나서야 성인의 권장 수면 시간인 7시간대를 회복한다.[3]

이 연구에서는 수면 시간과 인지 능력의 관계가 역U자형을 이룬다는 사실을 밝혀냈다. 즉 수면 시간이 부족하거나 과다하면 인지 능력이 저하될 가능성이 높다는 것이다. 그런데 흥미롭게도 53세 이하에서는 수면 시간이 인지 능력에 유의미한 영향을 미치지 않는 것으로 나타났다. 다시 말해, 젊을 때는 잠을 좀 못 자도

RECOVER-CARE 휴식 관리

큰 문제가 없지만 53세가 넘어서는 수면 부족이 인지 능력 저하로 이어질 위험이 커진다는 뜻이다.

그렇다면 얼마나 자야 건강한 걸까? 수면 시간에 대한 의견이 분분하지만, 가장 공신력 있는 기준 중 하나는 미국 국립수면재단National Sleep Foundation의 권장 수면 시간이다.

연령에 따른 평균 수면 시간의 변화

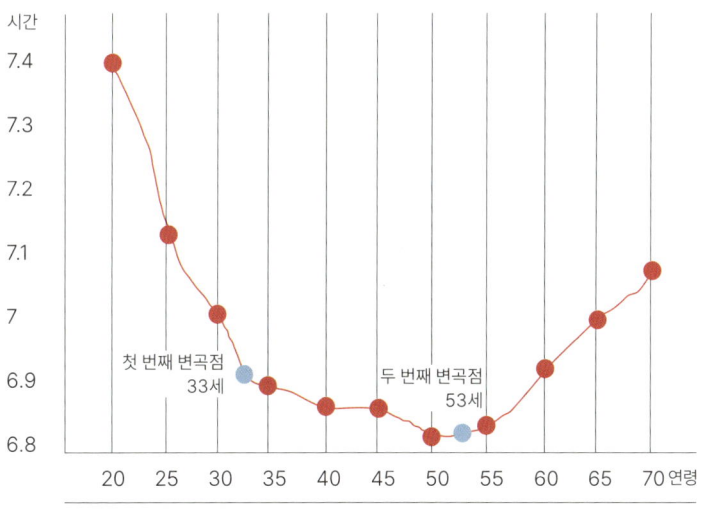

네이처 커뮤니케이션즈, 2022

"생애주기별 평균 수면 시간은 U자형 곡선을 그린다. 20대 후반부터 점차 줄어 50대에 최저점을 찍고, 60대 이후 다시 늘어나는 흐름이다. 33세와 53세, 두 번의 전환점은 사회적 역할 변화가 수면에 영향을 준다는 것을 시사한다."

CHAPTER.3

이 기관에 따르면, 잠을 자는데 어린 시절에는 하루 10시간 이상이 필요하고, **성인이 되면 하루 7~9시간 수면이 적절하다. 개인차를 고려해도 최소 6시간, 최대 10시간을 유지하고, 6시간 이하 또는 10시간 이상 잠을 잔다면 수면 패턴을 조절하는 것이 바람직하다**고 권고한다.[4]

지금 내 나이에 필요한 수면 시간은?

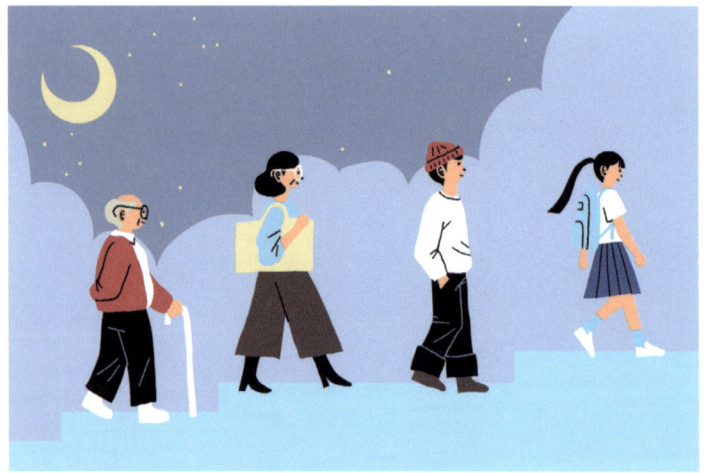

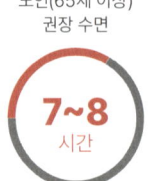
노인(65세 이상) 권장 수면
7~8 시간

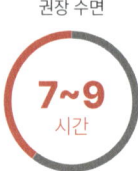
성인(26~64세) 권장 수면
7~9 시간

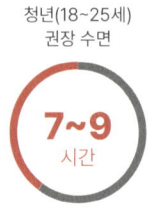
청년(18~25세) 권장 수면
7~9 시간

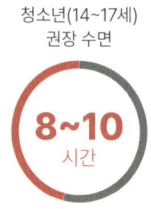
청소년(14~17세) 권장 수면
8~10 시간

미국 국립수면재단, 2015

최적의 수면 시간이 7시간이라는 연구 결과는 꽤 많이 볼 수 있다. 가장 유명한 연구 중 하나는 미국 암 예방 연구 사업에 참여한 평균 57세 미국인 110만 명을 대상으로 수면 시간과 사망률 관계를 조사한 것이다. 이들 중 어떤 그룹의 사망률이 가장 낮았을까? 하루 7시간을 잔 사람들이었다. 7시간을 기점으로 수면 시간이 적어지거나 늘어날수록 사망률이 높아졌다.

물론 이상적인 수면 시간에도 전제 조건은 있다. '최적의 수면 시간은 사람마다 다르다.' 어떤 사람은 6시간만 자도 충분한 반면, 어떤 사람은 9시간 이상 자야 컨디션이 유지된다. 따라서 7~9시간은 '대부분의 성인에게 적절한 수면 시간'이라는 가이드라인으로 받아들이면 된다. **중요한 것은 단순히 수면 시간에 얽매이기보다 자신에게 맞는 최적의 수면 패턴을 찾아 꾸준히 유지하는 것이다.**

---

3) Scammell et al. (2022), "Age-related changes in sleep across the lifespan: A global meta-analysis"
4) Hirshkowitz et al. (2015), "National Sleep Foundation's sleep time duration recommendations"

CHAPTER.3

잠을 못 자면
비만과 당뇨 위험

"의사 선생님이 체중을 줄여야 한다는데, 도저히 먹는 걸 참을 수가 없어요."
"속도 안 좋고 살도 찌고…. 야식을 끊어야 하는데 너무 힘들어요."

식욕 조절이 안 돼 다이어트에 번번이 실패한다면 수면 부족이 원인일 수 있다. 다이어트 실패 요인이 단순히 의지 부족이 아니라 호르몬 문제일 가능성이 큰 것이다. 식욕 관련 호르몬이 폭주하며 뇌가 '먹어라' 명령하는데 이를 의지만으로 누르는 데는 한계가 있다.

우리 몸에는 렙틴leptin과 그렐린ghrelin이라는 호르몬이 있어 배고픔과 포만감을 조절한다. 이 호르몬이 뇌에 식사를 시작하거나 멈추라는 신호를 보내며 식욕을 조절하는 역할을 한다. 하지만 잠이 부족하면 이 식욕 조절 시스템의 균형이 깨진다. 식욕 자극 호르몬인 그렐린이 증가하고, 포만감을 느끼게 하는 렙틴의 분비는 감소한다. 이 때문에 더 자주, 더 많이 먹게 된다.

더 큰 문제는 잠이 부족한 날에는 단 음식이 더 당긴다는 것이다. 몸이 피로를 덜기 위해 빠르게 에너지원으로 사용할 수 있는 당분을 찾기 때문이다. 실제로 수면 부족과 비만율은 어떤 연관이 있을까? 2005년 미국 컬럼비아대학교가 발표한 내용에 따르면, 권장 수면 시간인 7~9시간을 잤을 때보다 5시간 미만 수면 시 비만 위험 50% 증가, 4시간 이하 수면 시 73%까지 높아졌다.[5]

수면 부족은 단순히 살이 찌는 문제에 그치는 게 아니라 심혈관질환이나 제2형 당뇨병의 위험을 높이는 복부비만과도 직결된다. 국내 연구에서도 비슷한 결과가 나왔다. 세브란스병원과 국민건강보험 일산병원 가정의학과 교수팀이 2016~2017년 국민건강영양조사 자료를 분석한 결과, 평균 수면 시간이 8시간인 사람의 복부비만 위험도가 가장 낮았다. 5시간 이하로 자는 경우에는 7시간 수면 그룹보다 복부비만 위험이 49% 더 높았다.

비만, 특히 복부비만은 당뇨의 위험인자 중 하나이므로, 수면이 부족하면 당뇨병에 걸릴 확률이 높아지는 것은 당연한 수순이다. 미국 국립수면재단 학술지 <Sleep Health> 최신호에 실린 네덜란드 마스트리흐트대학교 연구팀이 진행한 연구 결과에 따르면, 하루 8시간 수면을 기준으로 할 때 5시간 잠을 잔 사람은 당뇨병에 걸릴 확률이 9배, 12시간 잔 사람은 3.2배 높게 나타났다. 다른 여러 변수를 고려해도 5시간 자는 사람이 2.6배, 12시간 자는 사람이 1.8배 높았다.[6]

CHAPTER.3

잠이 부족하면 다이어트에 성공하기 어렵다. 수면 부족이 식욕 조절 시스템을 무너뜨려 비만을 유발하고, 무엇보다 건강과 직결된 복부비만율을 높여 당뇨병으로 이어질 수 있다는 점에 경각심을 가져야 한다.

불규칙한 수면은 만성질환의 시작

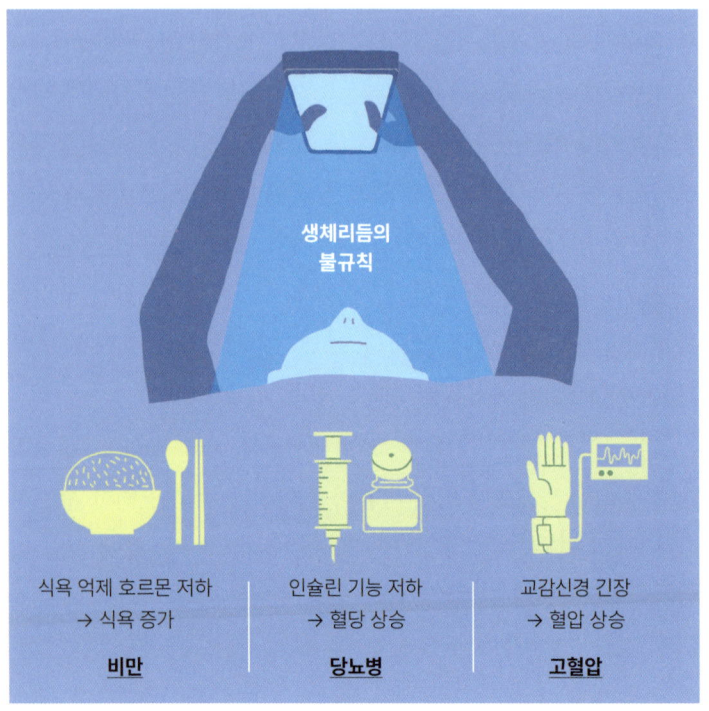

5) Gangwisch et al. (2005), "Inadequate sleep as a risk factor for obesity"
6) Van Dongen et al. (2016), "Long and short sleep duration and risk of type 2 diabetes"

RECOVER-CARE 휴식 관리

35세가 넘으면
수면의 질이 저하된다

"젊을 때는 베개에 머리만 대면 잠들었는데, 나이가 들수록 잠이 안 옵니다."
"예전에 할머니가 새벽잠이 없다고 하시더니, 나이 드니 제가 그러네요."

생활 습관이 바뀌면서 수면 패턴에 변화가 생길 수 있지만 '나이 들어서'라는 말도 과학적으로 맞는 이야기다. 나이가 들면 호르몬 변화로 수면의 질이 떨어지고, 자연스럽게 수면 시간이 점차 앞당겨진다. 그런 이유로 예전처럼 깊이 잠들기 어려워지고, 새벽에 한번 깨면 다시 잠들지 못하는 패턴이 나타난다. 젊을 때처럼 어디서든 머리만 대면 잠드는 일은 쉽게 일어나지 않는다. 잠자는 데도 노력이 필요해진다.

왜 수면 패턴에 이런 변화가 일어나는 것일까? 허기가 지면 밥 먹을 시간인 줄 알게 되는 '배꼽시계'처럼 우리 몸에는 시계를 보

CHAPTER.3

지 않아도 졸려서 잠들고, 알아서 잠에서 깨는 '생체시계'가 있다. 이 생체시계는 24시간을 낮과 밤이라는 두 시간대로 나눈다. 기준은 '빛'이다. 그 핵심에는 수면 호르몬으로 불리는 '멜라토닌'이 있다. 어스름이 내리는 저녁 무렵부터 멜라토닌이 분비되기 시작해 보통 새벽 2~4시에 최고조에 이르렀다 해가 뜨면서 분비가 줄며 잠에서 깨어날 준비를 한다.

낮과 밤이 변화에 맞춰 멜라토닌 농도가 잘 올랐다 떨어졌다 하면 자연스럽게 잠이 들어 숙면을 취하는 데 큰 문제가 없다. 그러나 나이가 들수록 멜라토닌 분비량이 줄어들게 된다. 신생아는 하루의 대부분을 잠자는 데 보내지만 성장하면서 수면 시간이 줄어든다. 멜라토닌 수치 역시 20대를 기점으로 감소하며, 대체로 35~40세가 되면 최고치 대비 절반 정도가 된다. 그러다 60세가 넘어가면 거의 분비되지 않는다. 노년기에 불면증이 나타날 수밖에 없는 이유다.

즉 나이는 수면장애의 가장 큰 원인이라고 봐도 무방하다. 멜라토닌 감소뿐 아니라 방광이나 전립선 기능이 약해지는 것도 수면의 질을 떨어뜨리는 요인이다. 특히 갱년기 여성이 밤에 자주 깨서 화장실을 찾는다면 방광 기능 저하가 문제일 가능성이 크다. 하지만 젊은 연령대에서 이런 증상이 나타난다면, 이는 숙면을 취하지 못하는 탓일 수 있다. 평소 긴장하면 화장실을 자주 가고 싶어지는 것처럼 깊이 잠들지 못하고 선잠을 자면 방광이 예민해져 요의를 느끼기 쉽다. 쉽게 말해 방광이나 전립선 걱정 대신 '숙면을 취할 방법'을 찾아야 한다는 것!

RECOVER-CARE 휴식 관리

멜라토닌은 흔히 수면 호르몬으로 알려져 있지만, 그보다 더욱 중요한 역할이 있다. 바로 조직 손상과 염증을 막고 노화를 지연시키는 강력한 항산화 작용을 하는 것이다. 항산화 효과는 암 예방과도 밀접한 관련이 있다. 이처럼 멜라토닌이 잘 분비되어 숙면을 취한다는 것은 건강의 지표가 될 수 있다.

나이 들수록 잠이 줄어드는 이유, 멜라토닌 때문이다

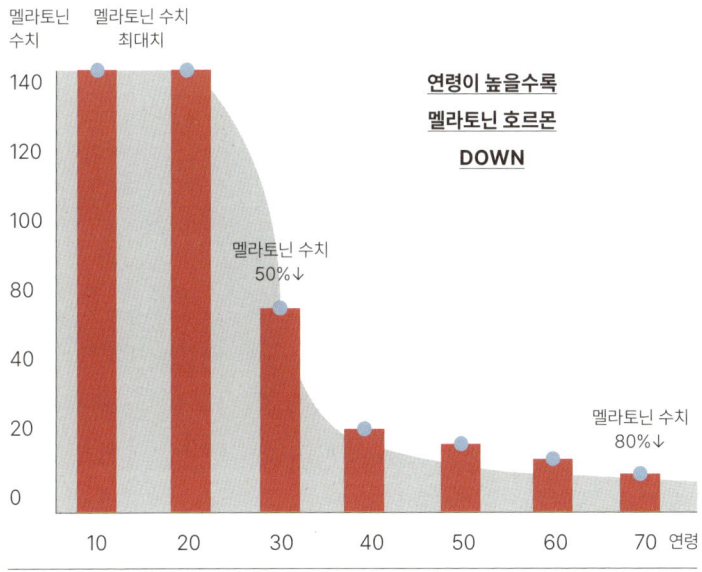

대한가정의학과 의사회

CHAPTER.3

밤잠을 많이 자도
낮에 졸리면 수면 부족

가끔은 잠자는 시간이 아깝다는 생각이 들기도 한다. 하루에 7~8시간씩 아무것도 하지 않고 잠만 자다니…. 누구는 4시간만 자도 충분하다는데 나도 수면 시간을 좀 줄여볼까? 나폴레옹은 하루 2~3시간 잤다고 하지 않던가? 실제로 모임이나 여행을 가서 다른 사람과 같은 방을 쓰다 보면 베개에 머리만 대면 곧바로 코를 골며 숙면을 취하는 사람이 있다. 그렇게 푹 자고 꼭두새벽에 일어나 심심한 듯 돌아다닌다. 눕자마자 숙면에 든다면 짧게 자도 피로가 충분히 해소될 것 같다. 하지만 누구에게나 가능한 일은 아니다. 일명 '쇼트 슬리퍼short sleeper'라고 부르는 사람들은 가족 내력이 있다. 유전적 요인이 많은 부분을 차지한다는 뜻이다. 이런 사람들은 기본적으로 에너지가 넘치고 활동적이다. 피곤을 정신력으로 이긴다거나 카페인을 들이마시며 버티는 게 아니다. 짧게 자도 아침에 일어나면 밤새 에너지가 새로 충전되어 있고, 낮에도 별로 졸리지 않는다.

"나도 평일에는 5시간 정도 자는데, 쇼트 슬리퍼일까?"

적정 수면 시간의 전제 조건은 '사람마다 다르다'는 것을 기억할 것. 몇 시간을 잤느냐보다 중요한 것은 '자고 났을 때의 몸 상태'다. 아침에 피곤하지 않고 낮에 졸리지 않다면 그것이 나에게 맞는 적정 수면 시간이다. 쇼트 슬리퍼는 통상 전체 인구의 1~3%에 불과하다고 한다. 그러니 7~9시간의 권장 수면 시간보다 적게 잔다면 타고난 쇼트 슬리퍼라기보다는 만성적으로 수면이 부족한 상태일 가능성이 높다.

잠을 충분히 잔 것 같은데도 낮에 졸음이 쏟아지는 경우가 종종 있다. 7~9시간 수면에도 낮에 졸리다면 쇼트 슬리퍼의 반대인 롱 슬리퍼long sleeper일까? 쇼트 슬리퍼가 흔하지 않듯, 롱 슬리퍼도 흔하지 않다. 대부분 간밤에 잠을 제대로 못 잔 것이 원인이다. 수면은 양뿐 아니라 질까지 충족되어야 한다. 수면 시간을 다 채운 것 같은데도 아침에 일어났을 때 개운하지 않거나 낮에 잠이 온다면 코골이 중 일시적으로 숨이 멈추는 수면무호흡증이나 다리에 발작이 일어나는 하지불안증후군이 원인일 수 있다. 숙면을 방해하는 질환이 있다면 전문가를 찾아 적극적으로 치료해야 한다. 특히 수면무호흡증은 치매, 기억력 감퇴와 연관이 있는 것으로 알려진 만큼 경각심을 가질 필요가 있다.

춘곤증 혹은 당뇨병으로 인한 식사 후 혈당 급상승도 참기 힘들 정도로 졸음이 몰려온다. 그러나 낮에 졸리는 정도가 정상인지, 치료를 받아야 할 수준인지 스스로 판단하기는 쉽지 않다. 대

CHAPTER.3

한수면의학회에서 '한국형 주간 졸음 자가 평가 척도'를 소개하니 자가 점검을 해보는 것도 좋다. 낮 동안 졸음이 심하다면 먼저 숙면을 취하는 것이 우선이다. 하지만 코골이나 하지불안증후군 등의 의심 증상이 있다면 전문의를 찾아 수면 검사를 받아볼 것을 권한다.

RECOVER-CARE 휴식 관리

주간 졸음증 자가 진단 체크리스트

0: 전혀 졸지 않는다   1: 가끔 존다   2: 꽤 자주 존다   3: 매우 자주 존다

활동	0	1	2	3
의자에 앉아 책(신문, 잡지, 서류 등)을 읽을 때				
의자나 소파에 앉아 TV를 볼 때				
공공장소(모임, 극장)에서 가만히 앉아 있을 때				
정차하지 않은 채 한 시간 동안 운행 중인 차(자동차, 버스, 열차 등)에서 승객으로 앉아 있을 때				
오후에 사정이 허락하는 한 쉬려고 누워 있을 때				
의자에 앉아 상대방과 대화할 때				
술을 곁들이지 않은 점심 식사 후 조용히 의자에 앉아 있을 때				
음주를 하지 않은 상태에서 교통수단(버스, 열차 등) 내에서 손잡이를 잡거나 기대어 있을 때				

결과
10점 미만 > 정상 범위
10~13점 > 주간 졸림증 있음
14~18점 > 중등도의 주간 졸림증
19점 이상 > 심한 졸림증 있음

대한수면의학회

CHAPTER.3

잠이 안 올까 걱정된다면, 이미 불면증

잠을 설쳤다고 해서 다 불면증이라고 할 수는 없다. 낮 동안 신경 쓸 일이 있었거나, 다음 날 중요한 행사를 앞두고 있다면 자연스럽게 이런저런 생각이 떠올라 쉽게 잠들지 못할 수 있다. 이런 일시적 불면 증상은 불면증이라고 하지 않는다. 잠을 제대로 자지 못한다는 점에서는 같아 보이지만, 불면증과 수면 부족은 다르다. 수면 부족은 할 일이 있어 잠잘 시간 자체가 부족한 것이고, 불면증은 시간이 있는데도 잠을 잘 수 없는 상태를 말한다. 불면 증상 자체는 인구의 33~55%가 경험할 정도로 흔하지만 일상생활에 지장을 줄 만큼의 불면증은 10~15%로, 열 명 중 한 명 꼴이라고 한다. 더욱이 불면증의 50%는 10년 이상 지속될 정도로 만성화되기 쉽다. 그러니 단순히 '시간이 지나면 나아지겠지' 하며 방치하지 말고 불면증에서 벗어나기 위해 적극적으로 노력할 필요가 있다.

'한 번도 깨지 않고 쭉 자야 하는데…'
'지금부터 자야 8시간은 잘 수 있는데…'
'잠을 못 자면 암에 걸리고 치매도 온다는데…'
'오늘도 5시간밖에 못 자면 어떡하나…'

잠을 잘 못 자는 사람이라면 한 번쯤 이런 생각을 해봤을 것이다. 하지만 이런 걱정이 오히려 불면증을 고착시킬 수 있다. 불면 증상으로 괴로워하는 사람은 오히려 잠에 대한 기대치가 높은 경우가 많다. 어느새 '잠을 자는 것'이 숙제가 되어버린 것은 아닐까? 혹시라도 낮에 컨디션이 좋지 않거나 일이 잘 풀리지 않으면 '어제 잠을 못 자서 그렇다'며 잠 탓을 하지는 않는지 자신을 돌아볼 필요가 있다.

불면증 환자 중 많은 이가 밤중에 잠이 깨면 습관적으로 시계부터 확인하고 남은 수면 시간을 계산한다.

'이제 3시간밖에 안 남았네.'
'지금 자면 5시간은 잘 수 있겠지.'

하지만 시계를 보는 순간 뇌가 깨어나면서 다시 잠들기 어려워진다. 수면 의학자들은 "시계를 보며 자는 시간을 계산하지 말라"고 조언한다.

잠잘 시간이 다가오면 몸과 마음이 이완되면서 스르르 잠에 빠져드는 것이 정상이다. 하지만 불면증이 있는 사람은 해가 지면 벌써 불안해하기 시작한다. 그러면서도 저녁 식사 후 소파에 누워 TV를 보다가 스르르 잠드는 경우가 많다. 하지만 막상 제대로 잠자기 위해 침대에 눕는 순간, 갑자기 잠이 확 달아난다. 의식적

CHAPTER.3

인 노력이 오히려 잠을 방해할 수 있다.

'하룻밤 못 잔다고 인생이 어떻게 되지 않는다!'

불면증이 자신의 인생에 몰고 올 불행을 예상하며 잠자기에 몰두하지 않는 것, 그것이 잠에 대한 강박에서 벗어날 수 있는 길이 아닐까.

수면장애 병원 진료 환자 현황

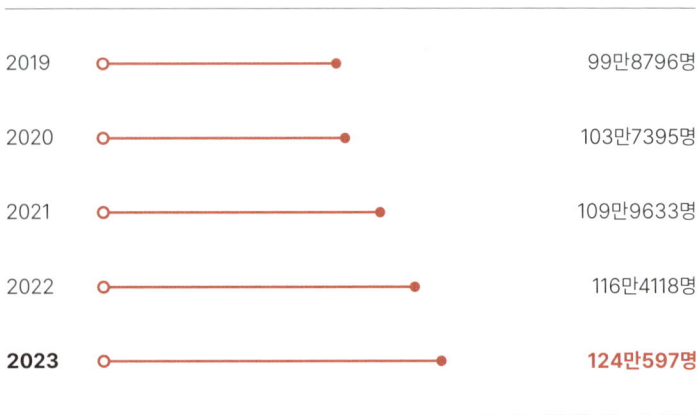

국민건강보험공단

"우리나라 사람들은 수면 시간이 부족한 만큼 수면장애로 실제 병원을 찾는 사람도 늘고 있다. 국민건강보험공단에 따르면, 최근 4년 동안 수면장애로 병원 진료를 받은 사람은 2019년 99만8796명에서 2023년 124만597명으로 24% 증가했다."

RECOVER-CARE 휴식 관리

꿈은 너무 많이 꿔도, 아예 안 꿔도 문제!

똑같은 시간을 잤는데도 어떤 날은 개운하게 일어나고, 어떤 날은 유독 피곤한 경우가 있다. 이런 날이면 수면은 양보다 질이 중요하다는 사실을 실감한다. 수면의 질을 판단할 때 꿈도 중요한 기준이 될 수 있다. 꿈 한 번 꾸지 않고 푹 잔 날이 있고, 밤새 온갖 꿈에 시달려 자다 깨기를 반복하며 잠을 설친 날도 있다. 또 어떤 날은 꿈이 현실처럼 선명하게 기억되기도 한다. 여러분은 어떤 날 컨디션이 더 좋게 느껴지는가? 수면 과학적으로 보면 꿈은 너무 많이 꿔도, 아예 안 꿔도 문제다.

잠은 크게 두 단계로 나뉜다. 렘REM수면과 비렘Non-REM수면이다. 렘수면은 'Rapid Eye Movement 급속 안구 운동'의 머리글자로, 감긴 눈꺼풀 속에서 안구가 빠르게 움직이는 단계다. 몸은 완전히 이완되어 움직임이 없지만 뇌는 활성화된 상태로, 기억을 저장하거나 감정을 처리한다. 반면 비렘수면은 몸과 뇌의 회복 과정이

CHAPTER.3

주로 일어나는 신체 재생 시간이다. 1~4단계로 나뉘며, 특히 3~4단계인 깊은 수면이 잘 이루어져야 성장호르몬이 분비되고 근육 조직이 재생되며 면역체계가 강화된다. 다음 날 피로감이 없고 에너지 레벨이 높다면 수면 초반부의 깊은 수면이 잘 진행된 것이다.

몸과 마음을 회복하는 8시간 수면 여정

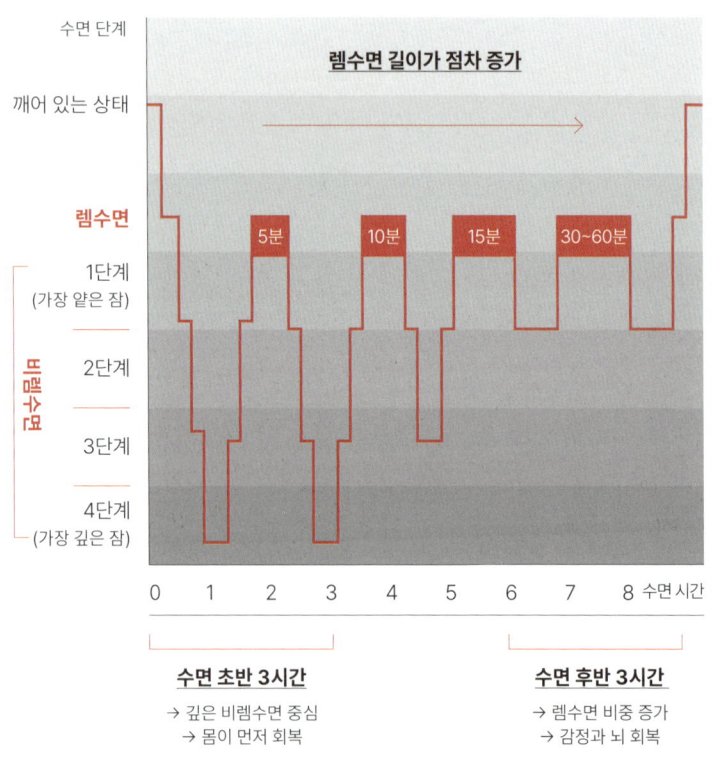

RECOVER-CARE 휴식 관리

대한수면학회에 따르면 잠을 자는 동안 5회 정도 비렘수면과 렘수면을 오간다. 잠이 들고 수면 중반까지는 주로 깊은 비렘수면 4단계와 렘수면의 모든 수면 단계를 골고루 거친다. 수면 중반 이후부터는 3단계 이상의 깊은 수면은 줄고, 대신 얕은 수면과 렘수면이 더 자주 나타난다. 꿈은 대개 수면 후반기의 렘수면 상태일 때 꾼다. 꿈을 거의 꾸지 않는다고 생각하는 사람도 실은 꿈을 꾸고 있다. 기억을 하느냐, 못 하느냐의 차이일 뿐이다. 보통 7~8시간의 수면 중 렘수면이 4회 정도 진행되므로 4회 이상은 꿈을 꾸지만, 기억나는 것은 인상 깊은 꿈 한두 개 정도거나 아예 기억이 나지 않는 경우도 많다.

자는 동안 미세하게라도 자주 깨면 렘수면을 더 자주 겪고, 뇌가 계속 활성화된다. 이 과정에서 꿈속 기억이 장기기억으로 저장되면서 꿈이 더욱 선명하게 느껴진다. 따라서 렘수면 시간이 지나치게 길거나 과다하게 반복되는 경우에 꿈을 많이 꿨다고 느낄 수 있다. 수면의 질이 좋지 못하므로 이런 날은 자고 일어나도 유독 피로감이 심하다. 반면, 꿈을 꾸더라도 명확하게 기억하지 못하거나 꿈을 꾸지 않았다고 생각하는 사람은 깊은 수면을 취하는 동안 렘수면 과정에서의 꿈이 단기기억으로 지나가는 경우가 많다. "꿈도 꾸지 않고 푹 잤다"는 말은 '꿈이 기억나지 않을 정도로 숙면을 취했다'는 뜻이기도 하다.

나이가 들수록 꿈을 꾸는 빈도가 줄어든다고 알려져 있다. 그 이유 중 하나는 자극적인 경험이 줄어들기 때문일 수 있다. 일상생활을 하는 동안 놀라거나 특별한 일이 적으니 과거에 겪은 일

CHAPTER.3

이 꿈속에 나타나는 일이 많아지는 것은 아닐까? 실제로 노년기 어르신들을 보면 "옛날에 무엇을 하던 때가 꿈에 나왔다"는 이야기를 자주 하신다. **꿈은 정상 수면 과정에서는 늘 일어나는 일이기 때문에 만약 수개월 동안 꿈을 꾸지 않았거나 꿈을 꾼 기억이 전혀 없다면 그것도 문제라고 한다. 뇌질환을 의심할 수 있으니 병원에서 검사를 해보는 것이 좋다**는 게 전문가들의 의견이다.

수면 단계 중 언제 알람이 울리느냐에 따라 그날 컨디션에 영향을 미치기도 한다. 가장 좋은 것은 자연스럽게 신체리듬에 맞춰 깨어나는 것이다. 이를 '렘수면 기상법'이라고 하는데, 비렘수면을 거쳐 렘수면에 이르렀을 때 깨어나면 잠에서 깨는 것도 수월하고 깬 후에도 더 개운하다. 반대로 비렘수면 단계에서 알람 소리에 깜짝 놀라 강제 기상을 하면 몽롱한 상태가 오래가고 낮 동안 피로도 더 많이 느끼게 된다. 수면 트래커를 통해 자신의 수면 주기를 파악한 후 마지막 렘수면 단계에 들어갔을 때 알람이 울리도록 설정하면 다음 날 아침을 상쾌하게 맞이하는 데 도움이 될 수 있다.

RECOVER-CARE 휴식 관리

꿈을 꾸며 지친 마음을 치료하고 위로한다

어떤 날은 꿈속에서 누군가와 큰 소리로 다투다 속 시원하게 이기기도 하고, 또 어떤 날은 돌아가신 부모님과 함께 정겹게 식사를 하기도 한다. 행복했던 어린 시절로 돌아간 꿈을 꾸기도 하고, 오랫동안 연락해야겠다 벼르기만 하던 사람과 즐거운 시간을 보내기도 한다. 꿈은 우리의 무의식적인 생각과 감정을 반영하며, 때로는 창의적이고 상상력 넘치는 이야기를 그려낸다. 그런데 꿈을 꾸는 이유 중 하나가 낮 동안 겪은 스트레스와 불안을 해소하고, 심리적 안정을 되찾기 위해서라는 사실을 아는지? 우리는 렘수면 중 꿈을 꾸며 해결되지 못한 감정을 처리하고, 다시 하루를 살아갈 힘을 얻게 된다.

만약 수면 패턴에 문제가 생겨 렘수면이 정상적으로 이루어지지 않는다면 어떻게 될까? 감정 조절 기능이 약해져 스트레스 대항력이 떨어지고, 우울감도 커진다. '닭이 먼저냐, 달걀이 먼저냐'

CHAPTER.3

라는 질문의 답을 논리적으로 밝히기 어려운 것처럼 불면증과 우울은 동전의 양면과 같다. 수면장애가 있으면 우울증이 오기 쉽고, 우울증이 있으면 수면 패턴이 흐트러지게 된다. 스트레스가 심할수록 그 스트레스를 해소하기 위해 감정이 강하게 표출되는 꿈을 꾼다. 그래서 꿈이 더 괴롭다. 스트레스가 심한 날 잠꼬대가 심해지는 것도 같은 이유다.

렘수면이 정신 건강에 중요한 역할을 한다고 해 무조건 자주 길게 유지되는 게 좋은 건 아니다. 우울증 환자들을 조사해 보면 렘수면이 정상보다 일찍 시작되는 경향이 있다. 정상이라면 잠든 후 90분 정도가 지나야 비렘수면을 거쳐 렘수면이 시작되는데, 우울증이 있으면 이보다 훨씬 빨리 렘수면에 진입한다. 3~4단계의 깊은 수면이 크게 부족하기 때문이다. 즉 우울증 환자는 숙면을 취하지 못해 불면증이 나타나고, 불면증이 지속되면서 우울증이 만성화되는 악순환에 빠지게 된다. 혹자는 우울증 환자들이 꿈을 많이 꾸는 이유가 우울증을 극복하기 위해 뇌가 스스로 노력하는 과정이라고 해석하기도 한다.

좋은 꿈보다는 나쁜 꿈을 꾸는 일이 많다고 느껴지는 것도 어느 정도는 당연한 일이다. 꿈의 95%는 그 사람의 걱정과 불안이 반영되기 때문이다. 그러나 악몽에 시달리다 깨어나는 경우가 잦다면 스트레스나 심리적 불안이 심한 상태일 수 있으므로 마음을 돌보는 시간이 필요하다는 신호로 받아들이는 것이 좋다.

RECOVER-CARE 휴식 관리

잠 잘 오는 침실은
바로 이런 것

어떤 사람은 따뜻해야 잠이 오고, 또 어떤 사람은 시원해야 숙면을 취한다. 수면등을 켜둬야 하는 사람이 있는가 하면, 모든 불을 꺼야 잠드는 사람도 있다. 작은 소음에도 민감한 사람이 있는 반면, TV를 틀어놔야 잠을 자는 사람도 있다.

불면 증상이 있는 사람들은 침실 환경에 특히 예민하고, 자신만의 조건을 가지고 있는 경우가 많다. 베개에 머리만 대면 잠드는 사람들이 들으면 "참 피곤하게 산다"며 혀를 찰 노릇이다. 그러나 수면에 도움이 되는 환경은 분명 있다. 만약 자신만의 패턴으로 굳어진 침실 환경이 있다면 한번 점검해 보자. 수면 과학 측면에서 살펴보면 오히려 숙면을 방해하는 환경일 수도 있기 때문이다.

침실 온도는 약간 서늘하게, 18.3℃가 이상적
누군가는 온도가 너무 낮다고 느낄 수 있지만, **전문가들은**

CHAPTER.3

18.3℃가 가장 이상적인 수면 온도라는 데 의견을 모았다. 개인차와 계절을 고려해 16~22℃까지는 적당한 범위라고 할 수 있다. 기본적으로 침실 온도가 낮은 것은 수면의 질에 그다지 영향을 주지 않는다고 한다. 오히려 너무 따뜻하면 체온 조절을 방해하고 정상적인 수면 단계를 거치는 데 영향을 미친다. 즉 침실은 따뜻하기보다는 조금 서늘하게 한다.

수면 중 인체의 심부체온이 떨어지면서 깊은 잠에 빠져든다. 그러니 너무 덥게 자면 심부체온이 떨어지지 않아 수면의 질이 낮아진다. 반신욕이 숙면에 도움이 된다는 것도 이런 원리다. 따뜻한 물에 몸을 담그면 심부체온이 상승하지만, 반신욕 후 1시간에서 1시간 30분이 지나면 심부체온이 서서히 떨어지고 이때 잠들면 숙면을 취할 수 있다.

침실 온도가 너무 낮다 싶으면 실내 온도는 그대로 두고 두꺼운 이불을 덮거나 수면 양말을 신고 자는 것도 방법이다. 겨울철에 전기매트를 사용한다면 자기 전에 미리 따뜻하게 데운 후 잠자리에 들 때 전원을 끄는 것이 좋다. 그래야 심부체온이 자연스럽게 떨어져 숙면에 도움이 된다.

해가 지면 석양빛처럼 따뜻한 색 조명 켜기
우리 몸은 빛의 신호에 따라 생체리듬이 조절된다. 낮 동안 햇빛을 받으면 뇌는 각성과 활력을 유지하는 코르티솔 호르몬을 생성한다. 밤이 되면 어둠을 감지하고 멜라토닌을 분비해 졸음과 이완을 유도한다. **잠자기 전에 밝은 빛에 노출되면 멜라토닌 분비**

RECOVER-CARE 휴식 관리

를 억제해 수면에 방해가 되므로, 해가 진 뒤에는 집 안을 너무 밝게 하지 않는 것이 중요하다. 밤에는 어두운 조명이 좀 더 쉽게 잠들도록 돕는다. 특히 붉은빛, 주황빛, 노란빛 등 석양빛과 유사한 따뜻한 색 조명은 몸이 잘 시간이라고 인지하게 한다. 반대로 스크린에서 나오는 블루라이트 같은 차가운 조명에 노출되면 멜라토닌 생성이 억제돼 각성 상태가 유지될 수 있다.

따뜻한 계열의 빛이 잠을 부른다

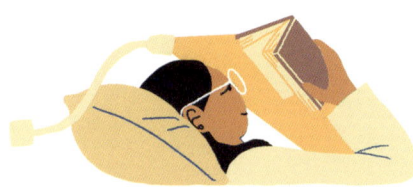

✓ 수면에 도움 되는 색
- 빨강, 주황, 노랑 계열의 따뜻한 빛
- 촛불, 노을빛 같은 색상
- 몸과 마음을 이완하고 수면 신호를 보내는 데 도움

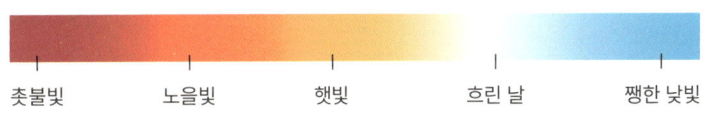

촛불빛　　노을빛　　햇빛　　흐린 날　　쨍한 낮빛

✓ 수면을 방해하는 색
- 밝은 빛과 차가운 색조(하얀빛~푸른빛)
- 햇빛, 흐린 날의 자연광, 스마트폰·모니터 화면의 블루라이트
- 멜라토닌 분비를 억제해 잠드는 걸 어렵게 만듦

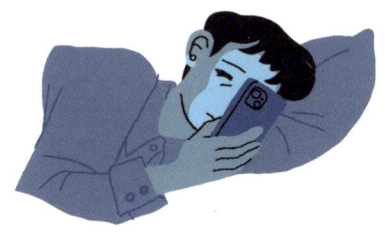

CHAPTER.3

숙면을 위해 방 안 습도 50~60% 유지

장마철이 되면 습도가 너무 높아져 잠을 설치는 경우가 많다. 과도한 습도가 수면 중 각성을 유도하고 정상적인 수면 단계를 망가뜨려 수면의 질을 떨어뜨릴 수 있기 때문이다. 그래서 장마철에는 쾌적한 수면을 위해 에어컨이나 제습기를 틀어두는 것이 좋다. **수면에 적합한 습도는 40~60%로 알려져 있으므로 적절한 습도를 유지하자.**

건강한 수면을 위한 10계명

1. 잠드는 시간과 기상 시간 일정하게 유지하기

2. 침실 환경 관리하기(소음, 온도, 습도, 조명)

3. 낮잠은 피하고, 자더라도 15분 이내로 제한하기

4. 운동은 낮 동안에! 야간 운동 절대 금물

5. 카페인, 담배, 술 섭취 삼가기

6. 잠자기 전 과식하지 않기

7. 수면제를 일상적으로 사용하지 않기

8. 과도한 스트레스와 긴장은 금물

9. 잠자리에서는 수면만!(TV 시청, 스마트폰 사용 금지)

10. 잠을 자려고 너무 노력하지 않기

(사)한국수면산업협회

7-Habit Summary
Recover
회복은 수면에서 시작된다

휴식 관리, 왜 중요한가?

수면은 면역과 자율신경을 회복시키는 '치유 시간'이다.

수면 시간이 7시간 미만이면 치매, 당뇨, 비만 위험이 증가한다.

수면 중 심부체온이 내려가야 숙면 상태가 된다.

35세 이후부터 수면 질이 급격히 떨어진다.

꿈꾸는 시간은 정서 회복과 기억 정리에 중요하다.

잠이 부족하면 뇌 노폐물이 배출되지 않아 치매 위험이 커진다.

오늘부터 실천

7~8시간 일정한 수면 시간 유지하기

취침·기상 시간 고정 루틴 만들기

침실은 어둡고 시원하게 (18~20°C, 암전 환경)

잠들기 1시간 전 스마트폰·TV OFF!

오후 2시 이후 카페인·알코올 섭취 삼가기

수면 직전 수분 섭취 줄이기

낮엔 햇빛, 밤엔 어둠과 함께! 자연의 리듬과 함께 생활하기

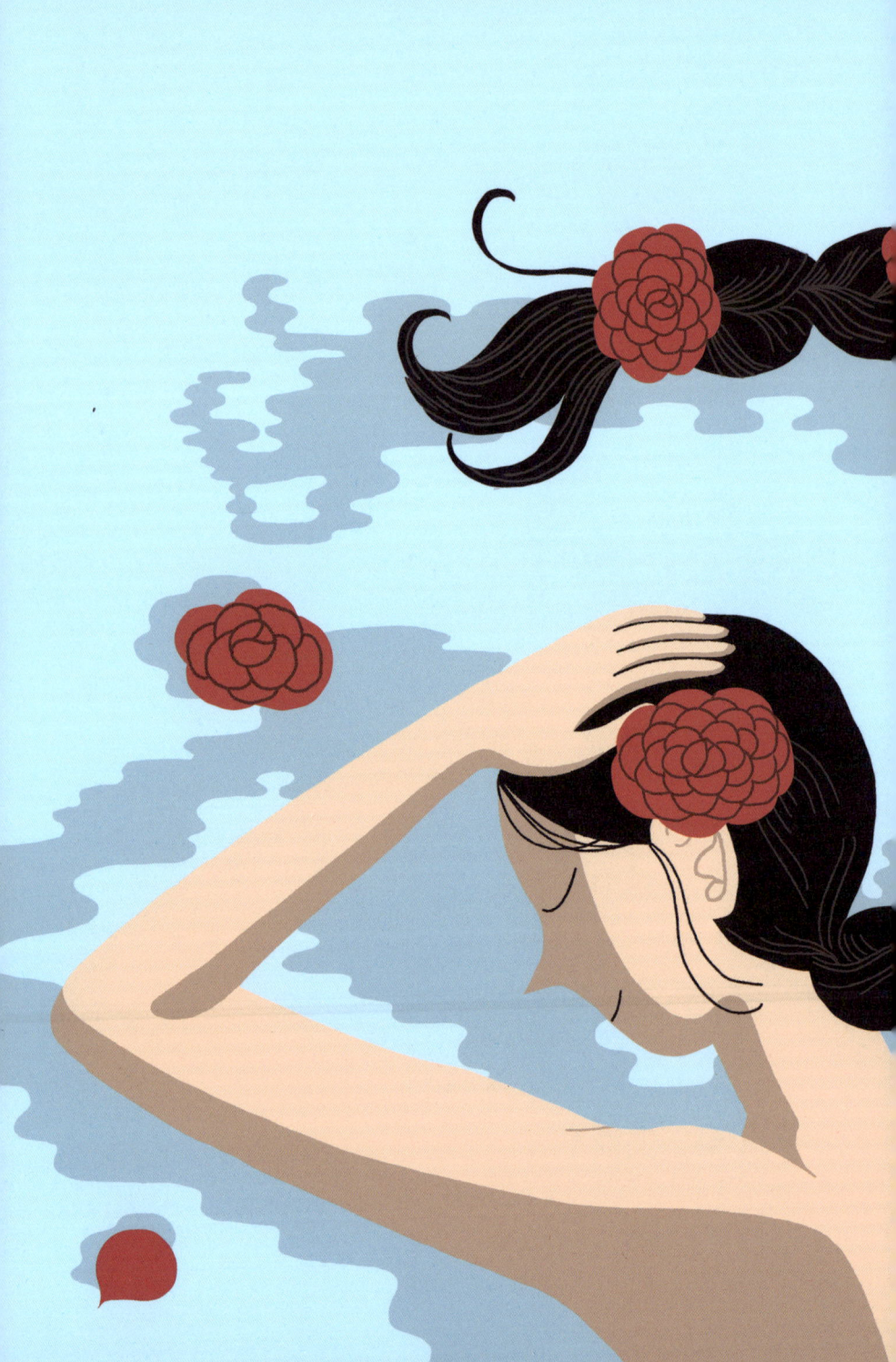

CHAPTER.4

Anti-Aging-Care

C
E
R Anti-Aging
G
E
M

뷰티 관리

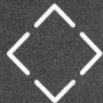

**피부는 당신의 '생활 습관 보고서'입니다.
생기가 사라지고 주름이 생겼다면
단지 외모만의 문제가 아닙니다.
몸속에서 보내는 '노화 시그널'입니다.**

ANTI-AGING-CARE 뷰티 관리

동안이 노안보다 건강하게, 더 오래 산다

"나이가 어떻게 되세요?"

누군가 나이를 물어보면 걱정부터 하는 쪽인가, 아니면 자신 있게 대답하는 쪽인가?

"전혀 그렇게 안 보여요."

"와, 나이보다 훨씬 젊어 보이시네요."

예쁘다, 잘생겼다, 이런 말보다 어느 순간 '젊어 보인다'는 말이 훨씬 듣기 좋아진다. 그 이유는 단순히 외모에 대한 칭찬이 아니라 그 말 속에 담긴 '건강'에 대한 인식 때문이다. 젊어 보인다는 건 단순한 미적 기준을 넘어 활기차고 생기 있어 보인다는 뜻으로 받아들이기도 한다.

노인 하면 어떤 이미지가 떠오를까? 남자라면 머리숱이 없는 데다 마르고 기력이 약해 보이는 할아버지, 여자라면 주름 가득한 얼굴에 허리가 굽은 자그마한 할머니가 떠오른다. 이런 이미지

CHAPTER.4

는 단순한 편견이 아니라 우리가 오랜 시간 사회적으로 받아들여 온 '늙음'에 대한 상징이다. 나이보다 젊어 보인다는 건 곧 건강해 보인다는 뜻이다. 반대로, 나이보다 늙어 보이는 사람은 어딘가 몸이 아프거나 활력이 떨어진 듯한 인상을 준다. 그래서 나이 들수록 외모는 단순히 '예쁜가', '잘생겼나'의 문제가 아닌 건강과 직결된 요소로 여기게 된다.

2009년에 <영국 의학 저널BMJ>이 흥미로운 연구를 발표했다. 덴마크 남부 대학에서 14년 동안 70세 이상 일란성쌍둥이 1826명을 사망할 때까지 추적 조사한 장기 연구 결과, 같은 유전자를 가진 쌍둥이 중 노안으로 보이는 쪽이 더 빨리 사망했다. 게다가 더 젊어 보이는 쪽은 인지 능력도 뛰어났다고 한다.[1] 동안은 단순히 외모뿐 아니라 전반적 건강 상태를 가늠할 수 있는 지표라는 것이 과학적으로 검증된 셈이다.

미국에서도 비슷한 연구를 진행했다. 텍사스 크리스천대학교 연구팀은 남녀 159명의 얼굴을 화장 없이, 무표정한 상태로 촬영한 후 다른 사람들에게 그 얼굴이 얼마나 매력적인지 평가하게 했다. 사람들이 매력적이라고 느낀 기준은 놀랄 만큼 비슷했다. 맑은 피부, 또렷한 눈동자, 도톰한 입술 등. 그런데 이 같은 얼굴에는 건강상 비밀이 하나 숨어 있었다. 더 매력적으로 보이는 사람이 질병이나 감염과 싸우는 백혈구 수치가 높게 나타난 것이다.[2] 즉 얼굴이 매력적인 사람의 면역력이 더 강했다.

이런 연구들이 우리에게 전하는 메시지는 분명하다. **젊어 보이고 매력적인 외모는 단순히 외모를 가꾸는 데서 끝나는 게 아**

니다. 그런 외모는 사람들이 건강하고 활기찬 사람으로 인식하게 만들고, 그런 인식을 바탕으로 더 좋은 사회적 관계와 긍정적 에너지를 만들어내는 데 영향을 미친다. 그리고 그런 외모로 가꾸기 위해 생활 습관을 개선하고 꾸준히 건강을 챙기다 보면 자연스럽게 면역력도 높아지고, 체력과 정신 건강도 좋아질 수 있다. 결국 젊어 보이려고 노력하는 과정 자체가 건강을 지키는 습관이 될 수 있다.

1) Christensen et al. (2009), "Perceived age as clinically useful biomarker of ageing"
2) Jones et al. (2004), "More than just a pretty face: The relationship between immune function and perceived facial attractiveness"

CHAPTER.4

나이보다 늙어 보이면
치매 위험 더 높다

"요즘 왜 이렇게 늙어 보이지?"

거울이나 사진을 보면 문득 그런 생각이 들 때가 있다. 스트레스가 심해서, 밤에 잠을 설쳐서, 혹은 원래 노안이라 그렇다고 넘기거나 부모님도 주름이 많으니 유전이라며 애써 위로해 보기도 한다. 하지만 실제 나이보다 늙어 보인다는 건 단순히 외모 문제가 아닐 수도 있다. 겉으로 보이는 얼굴 노화는 몸속에서 진행되는 '진짜 노화'를 반영하는 신호일 가능성이 크다.

우리 몸은 하루하루 조금씩 늙는다. 장기 기능이 떨어지고 세포가 손상되며, 뇌와 근육, 면역체계 반응도 서서히 느려진다. 문제는 이러한 변화가 너무 미세하게 진행되기에 특별한 증상이 나타나기 전까지는 잘 느끼지 못한다는 점이다. 그런데 얼굴은 다르다. 조금만 피곤해도 바로 티가 나고, 몇 년 전 사진과 지금을 비교하면 그사이에 진행된 노화를 확연히 알 수 있다. 어쩌면 내 몸의 노화 속도를 가장 정확하게 알려주는 신호는 피부나 주름 같은 외적인 변화일지 모른다. **동년배보다 늙어 보인다는 건 단지 외모 문제를 넘어 전신의 노화 속도 역시 그만큼 빨라졌다는 의미일 수 있다.**

실제로 얼굴 외모와 인지기능 사이의 연관성을 분석한 연구가 있다. 2024년 <알츠하이머 연구와 치료 저널>에 실린 중국 푸단대학교 연구진의 논문은 이 주제에 대한 중요한 통찰을 보여준다. 연구팀은 무려 12.3년에 걸쳐 5659건의 치매 사례 데이터를 분석했다. 그 결과 스스로 실제 나이보다 늙어 보인다고 느낀 사람은 그렇지 않은 사람보다 치매 발생 위험이 61% 더 높은 것으로 나타났다.[3] 얼굴 노화는 단순한 겉모습의 문제가 아니라 뇌를 포함한 내부장기의 노화 상태를 반영하는 생물학적 신호일 수 있다는 뜻이다. 아직까지 얼굴이 어떻게 치매를 '유발'하는지는 명확히 밝혀지지 않았지만, 외모 노화와 인지기능 저하의 관련성은 과학적으로 검증된 셈이다. 연구자들은 피부노화를 유발하는 요인이 뇌세포를 보호하는 신경계에도 영향을 미치는 게 아닐까 추측한다.

생각해 보면 우리는 하루에도 몇 번씩 거울을 들여다본다. 세수하거나 화장하면서, 엘리베이터 안에 부착된 거울을 슬며시 볼 때, 혹은 셀카를 찍은 후에도 '내가 많이 늙었구나' 하는 생각이 불쑥 든다. 그리고 이는 단순한 느낌으로 끝나지 않는다. '늙었다'고 느끼는 순간, 스스로를 노인으로 여기기 시작한다. 나는 늙었으니 더 이상 새로운 걸 배우기 어렵고, 건강이 좋지 않은 것도

CHAPTER.4

당연하며, 사람들도 나를 예전처럼 좋아하지 않을 거라고 여긴다. 이런 인식은 점점 더 의존적이고 소극적인 삶으로 연결되고, 결과적으로 실제 건강 상태에도 부정적 영향을 미친다.

흔히 치매를 예방하려면 젊게 살라고 하는데, 그냥 하는 말이 아니다. 스스로 늙었다고 생각하는 순간, 우리 몸의 스트레스 시스템이 반응하고 교감신경이 과도하게 활성화된다. 이 교감신경의 과활성은 면역력을 떨어뜨리고, 사고력과 인지력을 담당하는 전두엽 기능에 부정적 영향을 미친다. 결과적으로 뇌 노화가 가속화되고, 치매 위험이 높아질 수 있다. 젊게 살라는 말은 단순히 외모 관리의 필요성을 강조하는 것이 아니다. **적극적인 태도, 긍정적 자기 인식, 외모와 건강을 동시에 관리하는 일상 습관이 몸과 뇌를 젊고 건강하게 유지하는 중요한 열쇠다.**

3) Fan et al. (2024), "Facial aging, cognitive impairment, and dementia risk"

외모를 가꾸는 동안
뇌 나이가 젊어진다

나이 들수록 더 활기차고 여유롭게 살아가는 사람이 있는가 하면, 자녀 걱정이나 경제적 부담을 덜었음에도 사는 낙이 없다고 말하는 사람도 있다. 의욕이 떨어지는 게 당연한 노화현상이라고 생각할 수도 있지만, 사실 뇌의 '전두엽'이 퇴화한다는 신호일 수 있다.

전두엽은 대뇌 앞쪽, 이마 바로 뒤에 자리하는데 뇌에서 가장 큰 부위이자 가장 중요한 역할을 한다. 판단력, 집중력, 기억력은 물론 감정 조절, 언어 능력, 사회적 행동 등 우리가 일상에서 쓰는 거의 모든 고차원적 기능을 전두엽이 담당한다. 그래서 뇌의 노화는 대부분 이 전두엽부터 시작된다. 전두엽이 늙으면 삶의 활력도 서서히 사라진다.

나이가 들면서 깜빡하는 일이 잦아지는 것도 전두엽이 위축되기 때문이다. 기억은 '입력', '저장', '회상' 3단계 과정을 거친다. 중

CHAPTER.4

년이 되면 이 중 '회상' 단계가 잘 작동하지 않는다. 쉽게 말해 물건을 어디에 뒀는지는 기억하는데 그걸 꺼내는 '서랍 위치'가 생각나지 않는 느낌이다. 이 회상 기능을 전두엽이 담당한다.

흔히 "몸은 늙어도 마음만은 청춘이다"라고 말하지만, 실상 마음도 함께 늙는다. 예전처럼 감동하지도 않고, 기분이 설레거나 들뜨는 일도 줄어든다. 새로운 것에 도전할 의욕도 점점 사라진다. 이런 감정의 무뎌짐이야말로 진짜 노화의 시작 아닐까. 외모가 예전보다 늙어 보이는데도 '어쩔 수 없지' 하며 방치하는 건 이미 마음의 노화가 진행되고 있다는 신호다.

의욕이 떨어지고 외모 관리에 관심이 없어지는 것도 전두엽과 관련이 있다. 머리로는 '움직여야지', '나가야지' 생각하지만 몸이 따라주지 않고, 뭘 하든 귀찮고 피곤하다. 사람 만나는 것도 귀찮아지면서 외출이 줄어들 수밖에 없다. 그렇게 점점 활동량이 줄고, 결국 전반적으로 건강에 악영향을 미친다.

하지만 반대로 생각해 보면, 의욕을 다시 끌어올리면 전두엽 기능이 자극되어 뇌가 다시 활기를 찾을 수 있다. 이때 중요한 것이 바로 '외모 관리'다. **외모를 가꾼다는 건 단순히 보기 좋게 하려는 게 아니다. '아직 나는 젊다', '나는 나를 아낀다'는 메시지를 뇌에 보내는 행동이다. 그 자체로 마음의 의욕을 자극하고, 뇌 기능을 깨운다.**

나이가 들었다고 해서 외모에 무관심해지면 그만큼 뇌도 빨리 늙는다. 반대로 매일 피부를 관리하고, 옷차림에 신경 쓰고, 건강한 식단과 운동을 꾸준히 이어가면 뇌는 '나는 아직 활동할 준비가 되어 있다'고 반응한다. 실제로 외모를 가꾸며 거울 속 자신의 모습이 조금씩 바뀌는 걸 보면 그 변화에 설렘을 느끼고 두근거린다. 이 감정이야말로 뇌를 젊게 유지하는 가장 강력한 자극이다.

거울 앞 5분, 뇌 나이를 바꾼다

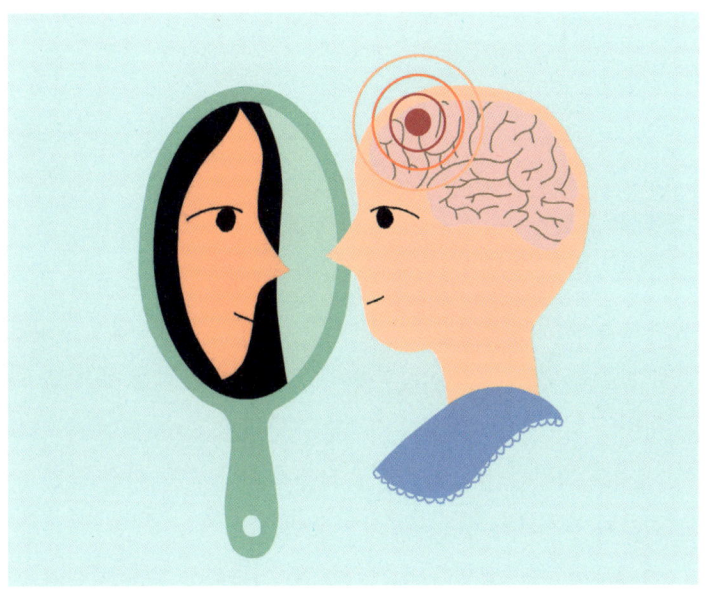

"전두엽은 뇌에서 의욕을 담당한다. 외모를 가꾸는 작은 실천은 전두엽을 자극해 뇌에 활력을 불어넣는다."

CHAPTER.4

외모 관리가 최고 건강법이다

"얼굴 보니 피부과 엄청 다녔겠다."
"성형했어? 화장품도 비싼 거 쓰나 보네."

나이보다 어려 보이는 사람을 보면 이런 말을 하곤 한다. 하지만 속으로는 안다. 단지 돈을 많이 쓴 게 아니라 매일매일 부지런하게 건강한 생활 습관을 실천하고 있다는 것을. 잠을 못 자면 얼굴에 바로 티가 난다. 피부에 트러블이 올라오고, 눈 밑이 푹 꺼지며, 안색도 칙칙해진다. 기름진 음식을 먹거나 술을 마신 다음 날엔 피부가 푸석푸석하면서 부기도 올라온다.

오랫동안 스트레스를 받은 사람 중 얼굴빛이 환하고 생기 있는 사람은 거의 없다. 심한 감기나 독감을 앓고 나면 5~10년은 더 늙어 보이기도 한다. 피부 상태는 몸의 피로도와 면역력, 호르몬 상태까지 고스란히 반영한다. 피부만큼 건강을 예민하게 보여주는 것도 없다.

ANTI-AGING-CARE 뷰티 관리

가장 강력한 뷰티템은 화장품이 아니라 수면 시간!

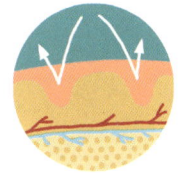 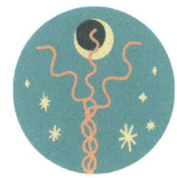 

멜라토닌 작용으로 색소 침착을 억제해 기미, 잡티를 방지한다.

콜라겐 합성을 도와 피부를 탱탱하게 복구한다.

수분 손실을 줄이고 피부 장벽을 강화해 주름을 예방한다.

"'회춘호르몬'으로 불리는 성장호르몬은 밤 10시부터 새벽 2시까지 가장 활발하게 분비된다. 이 시간 동안 몸은 세포를 복구하고, 손상된 피부를 회복하며, 낮 동안 쌓인 노화 흔적을 지운다. 특히 성장호르몬은 동안 피부를 만드는 데 핵심 역할을 한다. 기억하자! 하얗고, 촉촉하고, 탱탱한 동안 피부는 낮이 아니라 밤에 만들어진다는 사실을!"

얼굴과 몸은 따로 놀지 않는다. 피부를 관리하기 시작하면 자연스럽게 생활 습관도 바뀐다. 수분 섭취, 규칙적인 수면, 스트레스 관리 등 동안 피부를 유지하려면 전반적 건강 습관이 따라와야 한다. 또 얼굴을 가꾸다 보면 체형에도 관심이 가고, 운동과 식단도 신경 쓰기 마련이다. 이런 작은 변화가 모일 때 전반적 건강 상태를 끌어올릴 수 있다.

CHAPTER.4

외모를 가꾸며 건강이 좋아지는 건 어찌 보면 당연한 결과다. 젊어 보이기 위해 노력하다 보면, 어느새 진짜 몸과 마음이 건강해지는 것이다. 그러니 동안을 꿈꾼다면 피부와 몸을 따로가 아닌 '하나의 시스템'으로 봐야 한다. 결국 젊어 보이기 위해 노력한다는 건 건강해지고 싶다는 의미일 테니까. 외모 관리는 뇌를 깨우고, 의욕을 불러일으키고, 건강한 삶을 지속하기 위한 가장 현실적인 방법이다. 꾸준히 자신을 돌보는 사람만이 더욱 활기찬 노년을 맞이할 수 있다.

경추 관리가 비싼 화장품보다 나은 이유

"아무리 좋다는 화장품을 사용해도 별 효과가 없었는데, 등 마사지를 받고 나니 얼굴에 조명을 켠 듯 안색이 환해졌어요."

목이나 어깨 마사지를 받고 나면 많은 사람이 피부가 매끈해지고 안색이 좋아지는 경험을 한다. 정작 얼굴은 손도 안 댔는데 부기가 빠지면서 턱선이 날렵해지고, 칙칙하던 얼굴에 맑은 혈색이 돈다. 눈동자가 이렇게 또렷했나 싶게 눈빛이 살아나고, 피부에 탄력이 생긴 듯 볼지방덩이가 사라지며, 팔자주름이 옅어진다.

이런 변화를 단순히 '기분 탓'이라기엔 명확한 차이가 드러난다. 사실 이러한 변화는 목과 어깨, 특히 경추와 척추의 순환이 원활해지면서 생긴 결과다. 경추는 뇌와 몸을 연결하는 통로로, 뇌로 가는 산소와 혈액 흐름을 조절하고, 림프순환에 관여한다. 이 통로가 긴장되거나 막히면 전신 피로는 물론, 얼굴에까지 영향을 미친다. 목과 어깨만 풀었을 뿐인데, 얼굴은 그대로인 것 같

CHAPTER.4

은데 안색이 확 달라진 것은 과학적으로 입증된 사실이다.

특히 경추는 단순히 혈류만이 아니라 자율신경계와도 밀접한 관계가 있다. 목이 뻣뻣하고 어깨가 굳으면 교감신경이 과도하게 활성화되고, 이 상태가 지속되면 만성 스트레스 상태에 빠지기 쉽다. 혈관이 수축하고, 혈류가 둔화하고, 피부는 칙칙하고 푸석푸석해진다. 반대로 경추와 척추가 편안해지면 신경계가 안정되며 얼굴 피부에도 긍정적 변화가 생긴다. 결국 피부 탄력과 안색의 비밀은 피부 겉이 아닌 몸의 중심에서 시작되는 셈이다.

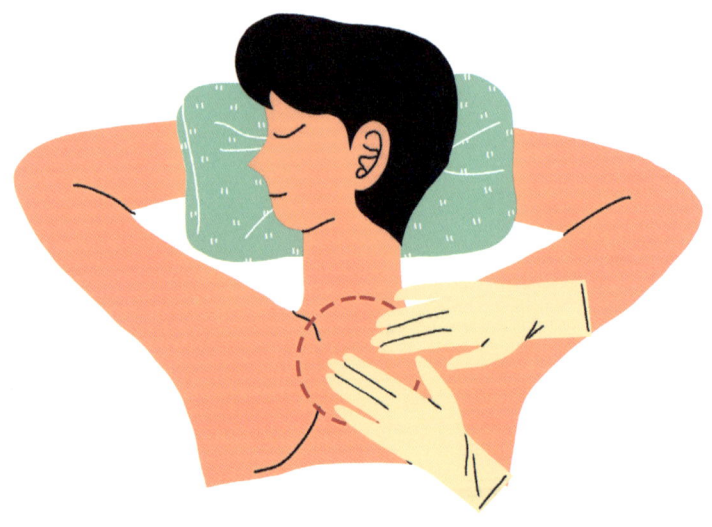

"경추는 뇌와 피부를 잇는 순환의 관문. 목과 어깨만 풀어줘도 혈액과 림프 흐름이 원활해져 피부에 탄력이 생기고 안색이 밝아진다."

비싼 화장품을 써도 피부 속까지 효과를 내기는 쉽지 않다. 겉을 가꾸는 것도 중요하지만, 몸속 흐름을 관리하는 것이 더 오래, 더 깊게, 더 자연스럽게 얼굴을 바꾸는 방법이다. 실제로 림프순환과 뇌혈류가 원활한 사람은 피부에 자연스러운 윤기가 돌고, 부기도 덜하다. 꾸준히 척추를 관리하는 사람의 얼굴이 탄탄하게 정돈되어 보이는 것도 같은 이유다.

결국 **건강한 동안을 원한다면 피부 겉만 관리할 것이 아니라 몸 전체의 중심축인 척추와 경추부터 챙겨야 한다. 비싼 에센스 한 병보다 목을 부드럽게 풀어주고, 등을 바르게 세우는 습관이 더 큰 효과를 줄 수 있다.** 외모는 단순히 미용 문제가 아닌 몸 전체의 기능이 얼마나 조화를 이루는지 알 수 있는 바로미터다.

CHAPTER.4

40대부터는
얼굴에 책임져야 한다

나이가 들수록 얼굴은 단순한 외모를 넘어 '그 사람의 삶을 보여주는 창'이 된다. 살면서 얼마나 많은 웃음과 걱정, 반복된 우울을 겪었는지 그 사람의 얼굴에 새겨질 수밖에 없다. 그래서 "40세가 넘으면 얼굴에 책임져야 한다"는 말이 생겨났는지도 모른다.

누구에게나 세월은 공평하게 흐른다. 그러나 그 세월을 어떻게 마주하느냐는 오롯이 본인 몫이다. 40세가 넘으면 얼굴은 더 이상 부모님이 주신 외모만이 아니다. 삶을 대하는 태도, 하루하루 쌓인 감정, 그리고 몸과 마음을 어떻게 관리했느냐가 고스란히 얼굴에 드러난다.

1860년, 미국의 에이브러햄 링컨은 대통령에 당선된 후 내각을 구성하면서 한 사람의 기용을 거절했다. 이유는 단순했다. "그 사람의 얼굴이 마음에 들지 않는다." 이에 비서관이 "그건 그 사람 잘못이 아니지 않습니까?"라고 묻자, 링컨은 이렇게 말했다.

"세상에 나올 때 얼굴은 부모님이 만들어준 것이지만, 그다음부터는 자신이 얼굴을 만든다."

패션 디자이너 코코 샤넬도 이와 비슷한 말을 했다.

"스무 살 얼굴은 타고난 것이지만, 쉰 살 얼굴은 당신이 만든 것이다."

나이가 들면서 인상이 점점 안 좋아진다면, 그 원인은 대부분 얼굴에 잡힌 주름 위치와 깊이에 있다. 미간에는 '내 천川' 자 주름이 뚜렷하고, 입가에는 마리오네트 라인이나 깊은 팔자주름이 자리 잡는다. 이 주름은 단순히 나이 들어 보이게 하는 것을 넘어 피곤하고 예민해 보이는 인상을 만든다. 주름도 '어디에 어떻게 자리 잡느냐'에 따라 인상이 크게 달라진다.

사람의 얼굴에는 약 60개 근육이 있는데, 그중 40개 이상이 표정과 직결된다. 평소 어떤 표정을 자주 짓는지에 따라 얼굴근육이 굳는 방향이 결정되고, 그 방향대로 주름이 만들어진다. 자주 찡그리면 찡그린 얼굴로, 미소 지으면 밝은 인상의 얼굴로 고정된다. 지금 거울 속 얼굴을 한번 들여다보자. 어떤 표정을 짓고 있는가? 피곤함과 짜증이 묻어나는 얼굴인가, 입꼬리가 살짝 올라간 미소 띤 얼굴인가?

실제로 **얼굴에서 드러나는 인상은 70% 이상이 후천적 노력으로 형성된다. 40세 이후에는 선천적 요소가 서서히 빠져나가고, 후천적 태도와 습관이 외모를 결정짓는다. 젊어 보이고 싶다면 매일 아침 거울 앞에서 밝은 표정으로 하루를 시작해 보자.** 그 미소가 당신의 얼굴을 5년, 10년은 젊어 보이게 할 수 있다.

CHAPTER.4

탈모 관리, 빨리 시작할수록 모발을 더 많이 지킬 수 있다

모발은 얼굴만큼 외모 전체에서 큰 비중을 차지한다. 두피가 보일 정도로 숱이 적으면 아무리 피부가 좋아도 나이 들어 보일 수밖에 없다. 특히 머리숱이 줄어들면 이마가 넓어지고 얼굴형도 달라져 실제보다 훨씬 피곤하고 초췌해 보인다. 그래서 탈모는 조기에 발견하고 바로 관리하는 것이 무엇보다 중요하다.

좋은 헤어 디자이너인지 구별하는 방법 중 하나는 새치를 뽑는지, 가위로 잘라주는지 보는 것이다. 머리카락은 하나의 모낭에서 평생 25~35개가 난다. 머리카락을 자꾸 뽑으면 더 이상 그 모근에서는 머리가 자라나지 않는다. 시간이 흐르면 염색할 머리카락조차 남지 않는 것이다.

보건의료빅데이터에 따르면, 2023년 국내에서 탈모증으로 진단받은 사람은 25만 명에 이른다. 이 수치는 병원에서 진단받은 사람을 기준으로 한 것이며, 실제 탈모 인구는 1000만 명에 이를 것으로 추정된다. 이제 탈모는 일부 사람의 문제가 아닌 사회 전체의 보편적 고민이 되었다.

    머리카락이 하루에 50~100개 빠지는 것은 자연스러운 현상이다. 하지만 어느 날부터 유독 많이 빠진다고 느끼거나 머리카락이 점점 가늘어지고 힘이 없어지면 탈모를 의심해야 한다.

    많은 사람이 '탈모는 유전이니 어쩔 수 없다'고 생각한다. 특히 남성 탈모는 70~80%가 유전적 요인에 기인한다고 알려졌다. 하지만 유전은 하나의 가능성일 뿐 실제 발현 여부는 환경 요인에 달려 있다.

    실제로 일란성쌍둥이라도 탈모 양상이 다르게 나타날 수 있다. 유전자가 동일해도 스트레스, 식생활, 수면 습관, 운동 여부, 음주, 약물 복용 등 다양한 요인에 따라 결과가 달라진다. 탈모 유전자가 있어도 관리를 통해 속도를 늦추거나 심화를 방지할 수 있는 이유다.

    여성의 경우 탈모는 유전보다 환경 요인의 영향을 더 많이 받는다. 특히 50대 이후에는 여성호르몬이 감소해 머리카락이 약해지고 잘 빠지기 마련이다. 출산하거나 다이어트, 스트레스, 잘못된 시술 등이 탈모를 유발하기도 한다.

    중요한 것은 조기진단과 꾸준한 관리다. 머리카락이 아직 남아 있을 때, 가늘어지기 시작할 때 관리를 시작해야 훨씬 효과적이다. 머리카락은 한번 빠지면 다시 자라기 어렵기 때문이다. 이식이 아닌 자연 회복을 원한다면 하루라도 빨리 탈모 예방 습관을 실천하는 것이 좋다.

CHAPTER.4

 탈모 관리의 목표는 '완벽한 회복'이 아닌 '지속적인 유지'다. 외모를 젊고 건강하게 유지하고 싶다면 얼굴만큼 머리카락에도 관심을 가져야 한다. 결국 머리카락도 몸의 일부고, 건강의 결과라는 사실을 잊지 말자.

 40대 이후 얼굴과 머리카락은 단순히 외모 문제가 아니다. 어떤 삶을 살아왔는지, 어떤 습관을 쌓아왔는지 보여주는 '건강의 신호등'이다. 주름이 깊어지는 이유, 머리카락이 빠지는 이유를 단순히 노화 탓으로 돌리기엔 그 속에 담긴 메시지가 너무 명확하다. 스트레스가 많은지, 수면과 식사가 불규칙한지, 감정을 억누르며 살아왔는지, 또는 나를 위해 하루에 단 10분이라도 투자했는지 얼굴과 두피는 가감 없이 드러낸다.

 이제는 '관리'라는 말의 의미를 달리 생각해야 한다. 단지 외모를 가꾸기 위한 미용이 아니라 몸 전체의 흐름을 점검하고 건강을 유지하기 위한 생활 습관 관리로 접근해야 한다. 하루에 단 10분이라도 거울 속 표정을 점검하고, 두피 상태를 살펴보는 습관을 들이자. 건강한 얼굴은 좋은 마음과 습관이 만든다.

7-Habit Summary

Anti-Aging

외모는 건강의 종합 성적표다

뷰티 관리, 왜 중요한가?

얼굴은 단순한 외모가 아니라 전신 건강의 지표다.

얼굴 노화는 몸 전체의 퇴행 신호다.

동안인 사람은 더 많은 사회적 관계와 활동을 유지한다.

동안 관리를 하다 보면 자연스럽게 생활 습관에도 신경 쓴다.

피부 상태는 자율신경 균형을 보여주는 거울이다.

'노안'은 대사질환과 치매 위험이 높다는 연구 결과가 있다.

탈모는 얼굴만큼 동안과 노안을 결정짓는 매우 중요한 요소다.

오늘부터 실천

매일 턱·광대·눈가·미간 표정근 마사지하기

목 스트레칭으로 거북목과 이중 턱 예방

매일 두피 마사지로 혈액순환 촉진 & 탈모 예방

흰머리는 뽑지 말고 모근 살려 자르기

CHAPTER.5
Good Circulation-Care

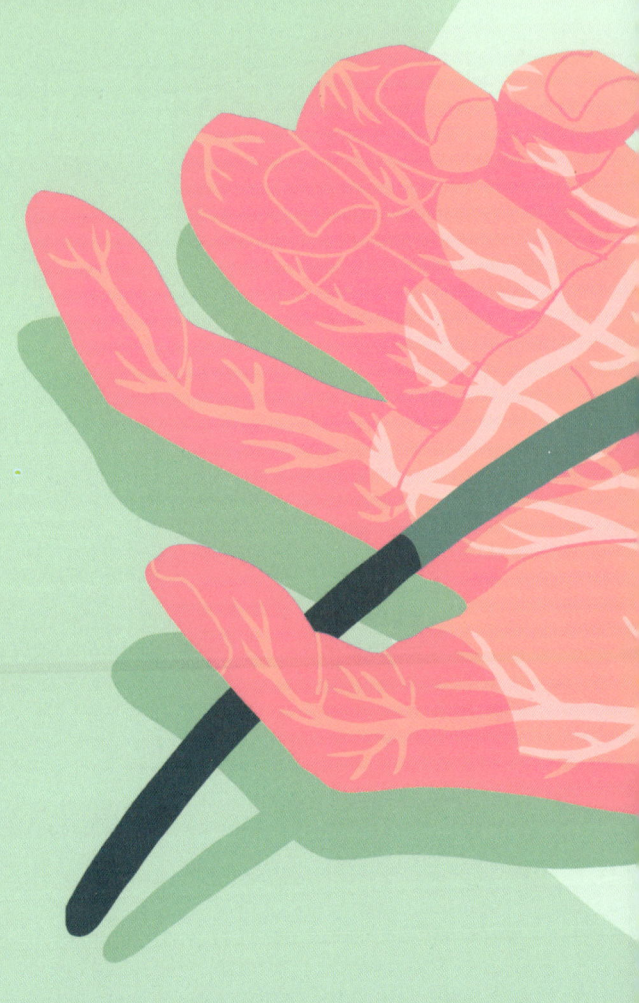

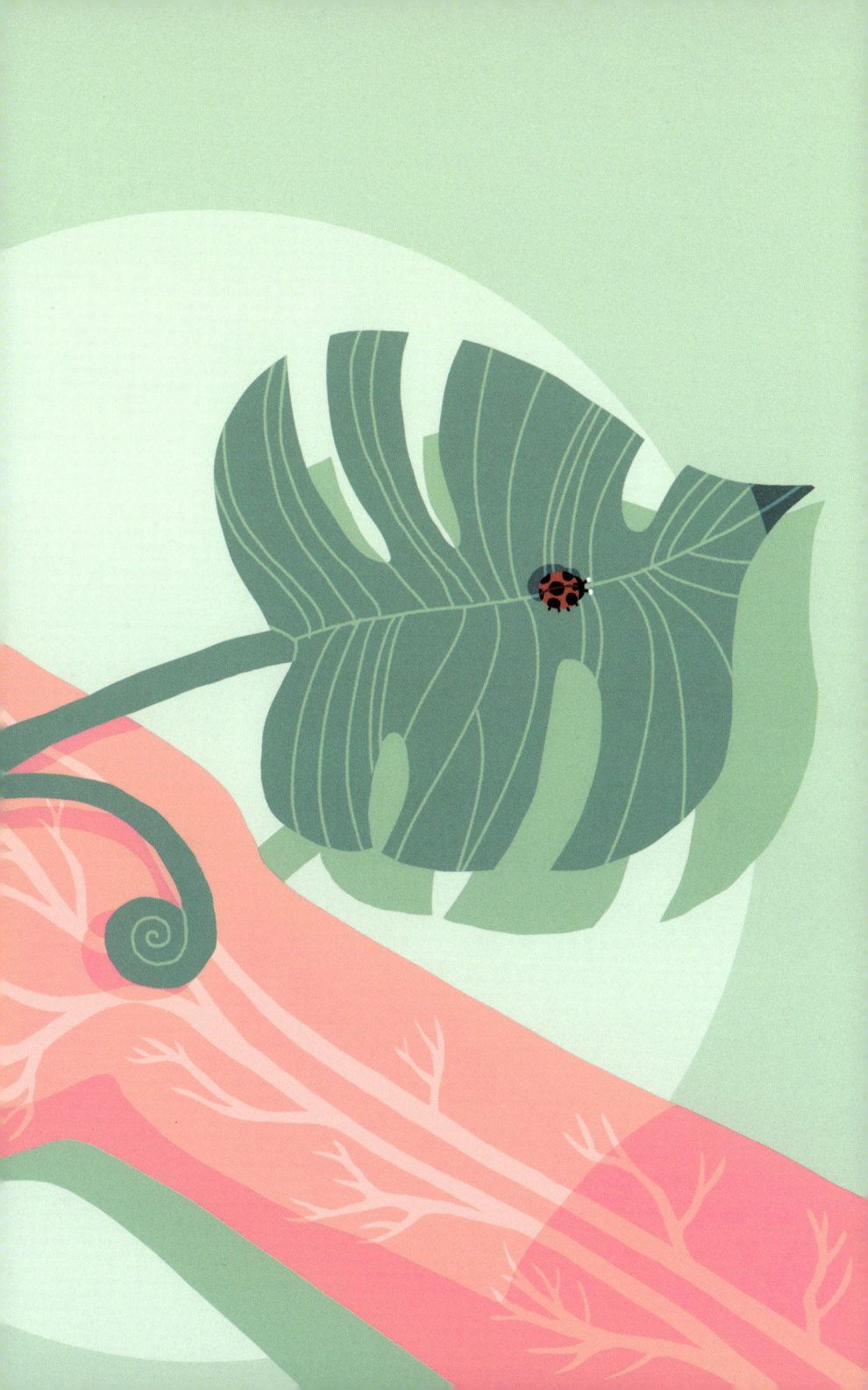

C
E
R
A
E
M

Good Circulation

순환 관리

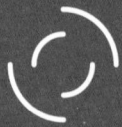

수치는 괜찮다며 안심하셨나요?
이미 혈관은 조용히 막히고 있습니다.
고지혈증, 고혈압, 고혈당!
순환을 끊는 조용한 암입니다.

GOOD CIRCULATION-CARE 순환 관리

암만큼 많이 죽고, 치료비는 암보다 많이 나간다

우리나라 사람의 사망 원인 1위는 암이다. 그런데 암만큼 많은 사망 원인이 순환계 질환이라는 사실을 알고 있는지. 2위 심장질환, 4위 뇌혈관질환, 8위 고혈압성 질환이 모두 순환계 질환에 해당한다. 사망 원인 7위인 당뇨병도 다르지 않다. 당뇨병 환자 대부분이 합병증으로 온 혈관질환으로 생명을 잃기 때문이다.

진료비 기준으로 봐도 마찬가지다. 2023년 한 해 동안 진료비를 가장 많이 쓴 만성질환은 대표적 순환계 질환인 고혈압$^{4조4000억 원}$이고, 그다음은 순환계 합병증으로 이어지는 당뇨병$^{3조1000억 원}$이다. 단일 질환뿐 아니라 계통별로 봐도 전체 진료비에서 1위를 차지한 건 순환계 질환$^{14.89\%}$이다. 2위가 관절염 등 근골격계 질환$^{12.9\%}$, 3위는 암$^{11.2\%}$이다.[1]

우리는 흔히 암이나 치매만 피하면 건강하게 오래 살 수 있을 거라고 생각한다. 하지만 현실은 다르다. 암만큼 사망률이 높

CHAPTER.5

고, 치료비는 더 많이 드는 병이 바로 순환계 질환이다. 더 큰 문제는 혈액순환을 유발하는 대표적 만성질환인 고혈압·고지혈증·고혈당_{당뇨병} 환자가 꾸준히 증가하고 있다는 점이다. 국민건강보험공단 자료를 바탕으로 2019년부터 2023년까지 최근 5년간 추이를 살펴본 결과, 고지혈증으로 병원을 찾은 사람은 83만 명, 고혈압은 93만 명, 당뇨병은 약 60만 명이 증가했다. 5년 동안 세 가지 질환 모두 한 해도 감소하지 않고 계속 늘었다는 점도 주목할 만하다.

국내 성인의 추정 고혈압 유병자는 약 1260만 명이며, 성인 고지혈증 환자는 1155만 8000여 명, 당뇨병 환자는 전당뇨 단계 포함 1000만 명에 달한다. 심지어 이 중 232만 6000명은 세 질환을 모두 앓고 있다.[2] 가히 국민적 만성질환이라 해도 과언이 아니다.

우리 몸속 장기와 조직은 모두 혈관으로 연결되어 있다. 어느 한 곳의 혈액순환이 나빠지면 다른 곳도 영향을 받는다. 특히 심장과 뇌는 혈액 공급에 민감한 기관이기에 혈류 장애에 가장 치명적 위협을 받는다.

---

1) 질병관리청, '만성질환 현황과 이슈', 2023
2) 대한고혈압학회, <2024 고혈압 팩트 시트>, 2024

GOOD CIRCULATION-CARE 순 환 관 리

한국인의 10대 사망 원인 순위(2023년 기준)

순위	사망 원인	사망자 수(비율)	2022년 순위 대비
1	암	8만5271명(24.2%)	-
2	심장질환	3만3147명(9.4%)	-
3	폐렴	2만9422명(8.3%)	↑ (+1)
4	뇌혈관질환	2만4194명(6.9%)	↑ (+1)
5	자살	1만3978명(4.0%)	↑ (+1)
6	알츠하이머병	1만1109명(3.2%)	↑ (+1)
7	당뇨병	1만1058명(3.1%)	↑ (+1)
8	고혈압성 질환	7988명(2.3%)	↑ (+1)
9	패혈증	7809명(2.2%)	↑ (+2)
10	코로나19	7442명(2.1%)	↓ (-7)

주요 사망 원인 구성비

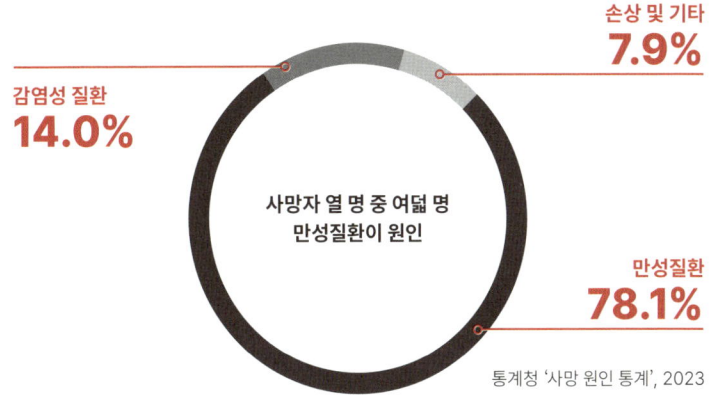

손상 및 기타 **7.9%**
감염성 질환 **14.0%**
만성질환 **78.1%**

사망자 열 명 중 여덟 명 만성질환이 원인

통계청 '사망 원인 통계', 2023

CHAPTER.5

고지혈증·고혈압·고혈당, 순환이 정체되는 시작점

"네? 그분이 돌아가셨다고요?"

어제까지만 해도 멀쩡하던 지인이 갑자기 심근경색이나 뇌경색으로 사망했다는 부고를 듣고 깜짝 놀란 경험이 한 번쯤 있을 것이다. 건강검진을 받은 후 혈압이나 혈당, 콜레스테롤 수치가 높게 나와도 뚜렷한 증상이 없으면 '괜찮다', '이 정도면 건강하다'며 좋을 대로 해석해 방치하는 사람이 의외로 많다. 수치가 높아도 증상만 나타나지 않으면 건강하다고 믿는 것은 위험하다. 건강검진표에 표시된 수치는 단순한 숫자가 아닌 우리 몸이 보내는 위험신호일 수 있다. 평소 수치의 의미를 제대로 알고 관리하는 것이 건강을 지키는 출발점이다. 방심하는 사이 반신불수가 되거나 운이 나쁘면 생명을 잃을 수도 있다.

고지혈증·고혈압·고혈당은 일명 '혈관 3高'로 불린다. 그 뒤에는 혈관을 망가뜨리는 주범, 건강수명을 단축하는 주원인 등 무시무시한 실체가 숨어 있다. 고혈압은 혈압이 정상 범위를 초과해 심장과 혈관에 부담을 주고, 고혈당은 혈당 수치가 높아져 당뇨병으로 이어질 위험이 있다. 고지혈증은 혈중 콜레스테롤과 중성지방 수치가 높아져 동맥경화 또는 심근경색 위험이 커진다.

그런데 혈관 3高는 '한통속'이다. 고지혈증·고혈압·고혈당은 '삼총사'처럼 보통 한꺼번에 찾아온다. 고지혈증으로 혈관벽에 지방이 쌓이면 혈관이 좁아진다. 그로 인해 혈류가 원활하려면 더 강력한 압력이 필요하게 되어 자연스럽게 혈압이 상승한다. 또 혈당이 높으면 신장 기능이 저하되어 혈압이 올라간다. 반대로, 고혈압으로 혈관이 손상되면 그 부위에 콜레스테롤이 더 쉽게 쌓여 혈관이 좁아지는 속도가 빨라진다. 당뇨병으로 혈액 속 포도당 농도가 비정상적으로 높아져도 혈액이 끈적끈적해진다.

쉽게 말해, **콜레스테롤이 높으면 고혈압 위험이 커지고, 혈압이 높으면 당뇨병 위험이 상승한다. 당뇨병이 있어도 고지혈증과 고혈압이 함께 나타날 가능성이 크다. 이 세 질환은 서로 악영향을 미치며 점차 파국을 향해 나아간다.** 하나보다 둘, 둘보다 세 가지 순환계 질환이 함께 있을 때 더 위험하고 치명적인 결과를 불러온다. 대한당뇨병학회 보고서에 따르면 국내 30세 이상 당뇨병 환자의 55.3%가 고혈압을 앓고 있으며, 65세 이상에서는 그 비율이 71.2%까지 올라간다.

특히 이 세 가지 순환계 질환은 심근경색 위험을 높이므로 더욱 조심해야 한다. 심근경색은 응급질환으로 병원에 도착하기 전에 약 40%가 사망에 이른다. 대한뇌졸중학회에 따르면 전체 뇌

CHAPTER.5

졸중 환자의 67%가 고혈압, 32%가 당뇨병을 앓는 것으로 확인됐다. 특히 55~75세 중년기 뇌졸중의 절반은 고혈압과 당뇨병에 의해 발생하는 것으로 나타났다. 대한당뇨병학회 통계를 봐도 당뇨병 환자의 사망 원인 70%가 심혈관계 합병증이다.

혈관은 '침묵의 장기'다. 아무리 손상되어도 별다른 자각 증상이 없다. 망가진 혈관이 눈에 보이지도 않고, 통증도 느껴지지 않는다. 그러다 어느 날 갑자기 증상이 불거지면 그제야 심각성을 깨닫지만, 그때는 이미 너무 늦다. 노화로 대사기능이 떨어지면서 주로 나타난다고 해서 '성인병'으로 불리기도 한다. 중장년층에서는 일상적이고 만성적인 질환이라는 뜻이기도 하다. 달리 말하면, 일단 발병하면 일평생 관리해야 하는 난치성·불치성 질환이라는 얘기다.

당뇨·심혈관질환, '관리 중'이 아닐 수 있다

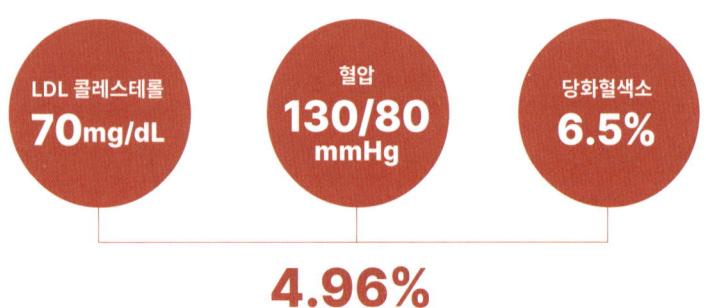

30세 이상 당뇨병, 심혈관질환 유병자 중 혈당, 나쁜 콜레스테롤(LDL), 혈압 수치가 모두 정상 범위 내로 조절된 비율은 5%에도 미치지 못한다.

질병관리청 '국민건강영양조사', 2019~2021년 통합·대한당뇨병학회 <당뇨병·심혈관질환 팩트 시트>, 2024

고지혈증, 돌연사나 치매로 이어진다

"며칠 전부터 가슴이 뻐근하고 아프길래 병원에 갔더니 조금만 늦었으면 큰일 날 뻔했다고 하더라고요."

주변에서 스텐트 시술을 받았다는 사람들을 제법 볼 수 있다. 매년 건강검진에서 고지혈증 진단을 받았지만 대수롭지 않게 여기다 어느 날 갑자기 응급실에 실려가 심근경색 진단을 받고, 막힌 관상동맥에 스텐트를 삽입하는 시술을 받았다는 스토리가 대부분이다.

뇌혈관도 크게 다르지 않다. 흔히 '풍 맞았다'고 표현하는 뇌졸중은 뇌혈관이 막히거나 찢어져 발병한다. 회복되어도 편측마비가 오거나 언어장애가 생길 수 있고, 심한 경우 치매로 이어진다. 흔히 치매 하면 뇌의 퇴행성 변화로 인한 알츠하이머병을 떠올리지만, 뇌혈관이 막혀도 치매가 생길 수 있다. 이런 치매를 '혈관성 치매'라고 한다.

CHAPTER.5

심뇌혈관질환이 무서운 이유는 이처럼 돌연사에 이를 수 있는 데다 살아남더라도 심각한 후유증이 생길 가능성이 크기 때문이다. 결국 중요한 것은 혈액이 머리부터 발끝까지 원활하게 흐르는 상태를 유지하는 것이다. 이를 위해 가장 필요한 조건은 '깨끗한 혈액'이다.

고지혈증은 말 그대로 혈액 속에 기름이 많다는 뜻이다. 지질의 종류에 따라 콜레스테롤이 높은 경우 고콜레스테롤혈증, 중성지방이 높은 경우 고중성지질혈증, 여기에 좋은 콜레스테롤^{HDL} 수치가 낮으면 이상지질혈증으로 나눈다. 기름진 혈액은 굵은 혈관뿐 아니라 눈, 신장, 심장처럼 미세혈관이 모여 있는 장기부터 조용히 손상을 일으키기 시작한다. 혈관벽이 조금씩 두꺼워지고, 산소와 영양 공급이 원활하지 않으면서 장기 기능이 서서히 떨어질 수 있다. 이런 이유로 고지혈증은 전신 건강 악화의 출발점이라고 할 수 있다.

한국지질·동맥경화학회에 따르면 우리나라 성인 네 명 중 한 명은 고콜레스테롤혈증, 다섯 명 중 두 명은 이상지질혈증을 앓고 있다. 매우 흔한 질환이지만, 고콜레스테롤혈증 환자 열 명 중 세 명은 상태를 인지하지 못하는 것으로 나타났다. 바로 이 점이 더 큰 문제다.

GOOD CIRCULATION-CARE 순환 관리

고혈압,
심장이 망가지고 혈관이 터진다

누군가 갑자기 심정지로 쓰러졌다면 골든타임은 얼마나 될까? 심장이 멈춘 뒤 4분이 지나면 뇌 손상이 시작되고, 5분이 지나면 생명이 위태로워진다. 심장이 단 5분 멈췄을 뿐인데 죽음에 이를 수 있는 것이다. 그런데 우리는 심장에 얼마나 관심을 갖고 있을까?

고혈압은 평소 아무 증상이 없다는 이유로 방치하기 쉽다. 하지만 고혈압이 지속되면 심장은 점점 병들어 간다. 나이가 들면 눈에 보이는 피부나 외모에만 노화가 일어나는 것이 아니다. 몸속 장기와 혈관도 노화된다. 젊을 때 정상이던 혈압이 나이 들어 높아지는 것 역시 혈관 노화가 가장 큰 원인이다.

고무 호스를 생각해 보자. 처음에는 말랑말랑할 정도로 탄력적이라 둥그렇게 잘 구부러지고 밟아도 문제없다. 하지만 오래 사용하다 보면 고무가 딱딱하게 굳어 잘 휘지 않고, 조금만 무리해도 금세 찢어진다. 호스 내벽에 찌꺼기가 끼기도 한다. 혈관도 마

CHAPTER.5

찬가지다. 젊을 때는 혈관이 매끄럽고 탄력이 좋지만, 세월이 흐르면서 혈관벽에 노폐물이 쌓인다. 염증이 생겼다 아물면서 혈관이 좁아지고 점점 딱딱해진다.

혈관이 노화되어 좁아지면 심장이 똑같은 힘으로 혈액을 밀어내도 혈관 내 압력이 높아진다. 또 혈관이 탄력을 잃고 뻣뻣해져도 혈액을 밀어내는 힘이 커진다. 이렇게 혈압이 높아져 혈액이 쭉쭉 뻗어나가지 못하면 결국 심장이 무리해 펌프질을 세게 할 수밖에 없다. 이런 변화는 수축기와 이완기 혈압의 차이, 즉 '맥압'을 통해 쉽게 감지할 수 있다. **맥압이 60mmHg 이상이면 심혈관질환 위험이 급격히 높아지므로 혈압 측정 시 단순한 수치만 보지 말고 맥압도 함께 확인해야 한다.**

고혈압은 결국 혈관이 노화되어 심장이 무리하고 있다는 뜻이다. 고혈압은 혈관 노화가 주원인이다 보니 나이 들수록 유병률이 높아진다. 나이를 먹는 누구나 혈압 관리가 필요하다는 뜻이다. 고혈압 때문에 혈관이 서서히 딱딱해지다 보면 어느 날 갑자기 터질 수도 있다. 그 순간부터 순환이 멈추고 생명은 위태로워진다. 그런 만큼 혈관 관리는 선택이 아닌 필수다.

고혈압 자체보다 무서운 것은 고혈압이 불러오는 합병증이다. 심장 기능 저하, 심부전, 신장질환, 대동맥질환, 협심증, 심근경색증, 부정맥, 뇌경색, 뇌출혈, 말초혈관질환, 돌연사까지.

고혈압을 방치하면 심장과 뇌 그리고 몸 구석구석을 심각하게 위협할 수 있다. 고혈압은 전 세계 사망 원인 중 기여도가 1위다. 발암물질로 알려진 담배나 술보다 치명적이다. 평소 혈압 관

GOOD CIRCULATION-CARE 순환 관리

혈압은 신경 쓰지만 맥압은 모른다?

수축기혈압 − 이완기혈압　　**= 맥압**

정상 혈압　　　　　　　　　**정상 맥압**
120mmHg − 80mmHg　　　　= 40mmHg

맥압에 따른 혈관 위험도

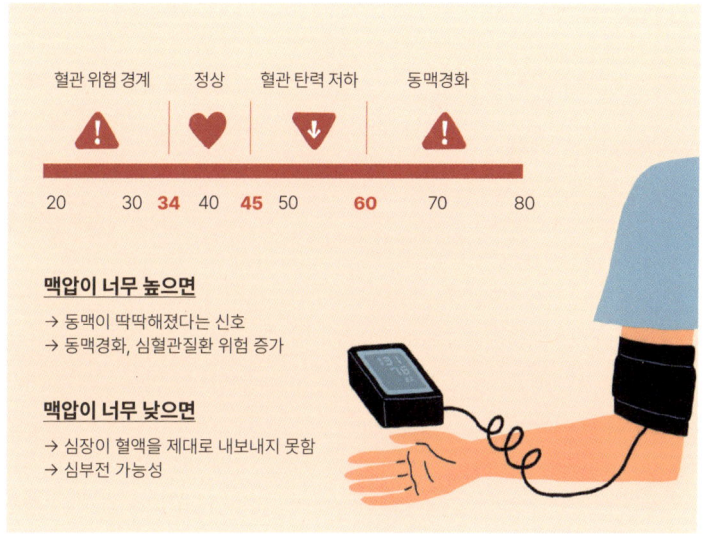

맥압이 너무 높으면
→ 동맥이 딱딱해졌다는 신호
→ 동맥경화, 심혈관질환 위험 증가

맥압이 너무 낮으면
→ 심장이 혈액을 제대로 내보내지 못함
→ 심부전 가능성

CHAPTER.5

리만 잘해도 무사히 넘어갈 수 있는 일을 심각한 위협을 초래한 후에야 후회하는 이가 많다. 호미로 막을 수 있으면 반드시 호미로 막아야 한다.

연간 사망자 수 750만 명, 흡연보다 치명적인 고혈압[3)]

(단위: 1000명, 전 세계 기준, 연간 사망자 수)

실내 매연	~2000
소아 저체중	~2300
음주	~2500
안전하지 않은 성관계	~2600
고지혈증	~3000
과체중·비만	~3200
고혈당	~3400
흡연	~5000
고혈압	~7500

3) Mendis et al. (2011), "Global Atlas on Cardiovascular Disease Prevention and Control"

고혈당, 눈이 멀고 발이 썩는다

많은 사람이 당뇨병을 진단받는 순간 가슴이 철렁 내려앉았다고 말한다. 두려움의 원인은 단순히 혈당 수치가 아니다. 바로 '합병증'이다. 대한당뇨병학회에 따르면 당뇨병 환자의 사망 원인 중 60~70%가 뇌졸중, 협심증, 심근경색 같은 심혈관질환이다. 하지만 정작 당뇨병 환자에게는 심혈관질환보다 미세혈관 합병증이 더 두렵고 위협적이다.

혈당이 높다는 것은 혈액 속에 당분이 과다하게 들어 있다는 뜻이다. 단 음식을 많이 먹으면 이가 썩듯이 혈당이 높으면 혈액과 혈관도 썩는다. 극단적 표현이지만, 결과는 크게 다르지 않다.

그렇다면 고혈당은 어떻게 혈관을 망가뜨릴까? 혈당이 높은 혈액이 혈관을 따라 지속적으로 흐르면 혈액 속 당이 혈관벽에 상처를 입힌다. 혈관벽에 염증이 생기면 그 부위에 울퉁불퉁한 흔적이 남고, 여기에 혈액 속 지방이 달라붙으면서 혈관벽에 딱

CHAPTER.5

딱한 덩어리가 쌓인다. 이런 과정이 반복되면 혈관이 점차 좁아지고, 결국 혈액순환 장애로 이어진다.

큰 혈관은 어느 정도 좁아져도 여전히 혈액이 흐를 수 있다. 하지만 좁은 미세혈관이 더 좁아지면 산소와 영양 공급을 막아 손상이 커질 수밖에 없다. 그래서 고혈당 상태가 오래 지속되면 미세혈관이 많은 장기부터 망가지기 시작한다. 미세혈관이 집중된 대표적 기관은 눈과 신장이다. 고혈당으로 눈 속 미세혈관에 문제가 생기면 점차 시력 저하, 비문증 등의 증상이 나타나고, 녹내장과 망막박리 같은 질환을 유발할 수 있다. 심하면 실명에 이르기도 한다. 실제로 당뇨병성 망막병증은 성인의 실명을 유발하는 4대 망막질환 중 하나로 꼽힌다. 또 높은 혈당으로 끈적해진 혈액은 신장의 혈관도 서서히 손상시킨다. 신장이 혈액 속 노폐물과 포도당, 단백질 등을 거르지 못하면 그대로 소변으로 빠져나가고, 심한 경우 투석이 필요한 만성 신장질환이 발병할 수 있다.

미세혈관 다음으로는 뇌혈관과 심장혈관, 말초혈관 같은 대혈관이 손상된다. 특히 혈액순환 장애로 말초혈관으로 가는 영양소와 산소가 제대로 공급되지 못하면 당뇨병성 족부질환, 즉 '당뇨발'이 생기기 쉽다. 발끝까지 혈액이 충분히 돌지 못하면 말초신경 손상이 일어나 발의 감각이 무뎌져 통증을 못 느끼고, 당뇨병성 말초신경병증으로 감각이 둔해지면 발에 상처가 나도 인지하지 못하는 경우가 많다. 심한 경우 염증이 뼈까지 침투하거나 전신 증상으로 나타나면 발을 절단해야 할 수도 있다. 이처럼 당뇨병 환자들이 가장 두려워하는 합병증은 모두 고혈당으로 인해 혈액이 끈끈해지고, 혈관이 막혀 전신 순환이 제대로 되지 않으면서 시작된다.

"아직은 정상이니까 괜찮네."

"작년보다 많이 나빠졌네."

건강검진표를 받아 든 여러분은 어느 쪽인가? 공복 혈당이 123mg/dL이면 당뇨병 기준인 126mg/dL에 도달하지 않았으니 아직 정상이라며 안심하는 쪽인가? 아니면 작년까지 100mg/dL 언저리였던 혈당이 전당뇨 단계까지 넘어갔으니 심각하다고 경각심을 갖는 쪽인가? 혈당 수치가 전당뇨 단계로 당뇨병은 아니라고 해도 안심할 수 없다. 이미 혈당 조절이 잘 되지 않고 있으며, 이로 인해 혈액순환에 문제가 생기기 시작했다는 경고일 수 있다. 전당뇨 단계에서 당뇨병으로 진행되기까지 5~10년 걸리는 것으로 알려졌다. 당뇨병과 합병증을 예방하기 위해서는 단순히 '숫자'에 집착할 것이 아니라 혈액의 '흐름'을 살펴야 한다. 순환이 건강해야 세포에 산소와 영양이 제대로 전달되고, 장기가 제 기능을 할 수 있다.

CHAPTER.5

수치만큼 중요한 것은 혈액의 흐름이다

우리 몸은 혈액과 혈관이라는 하나의 흐름으로 연결돼 있다. 고지혈증·혈압·고혈당 이 세 가지는 단순히 혈관을 망가뜨리는 각각의 병이 아니다. 세 가지가 동시에 작용하며 몸 전체의 흐름, 즉 전신 순환 시스템을 무너뜨리기 때문에 두려운 것이다. 질병 예방도, 회복도 결국 순환에서 시작된다.

순환계 질환은 나이가 들어서, 살이 쪄서, 혹은 운동을 안 해서 오는 생활습관병이라고 생각한다. 어느 정도는 맞는 말이다. 순환계통의 만성질환은 대부분 불치병도 아니고, 올바른 생활 습관만으로도 상당 부분 관리할 수 있다. 그래서 '나이가 들었으니까', '별다른 증상이 없으니까' 하고 안일하게 생각하는 사람이 많다. 하지만 혈액순환 문제는 근본적이고 치명적이다. 혈액순환이 원활하지 않으면 세포와 조직이 제대로 기능할 수 없고, 그로 인해 신체 기능이 하나씩 망가진다.

아직 특별한 문제는 없으니 지금까지는 혈관이 건강한 걸까? 그럼 이런 증상은 어떠한가? 조금만 움직여도 숨이 차거나 손발이 저리고 차갑다, 항상 피곤하고 무기력하다, 늘 소화가 안 되고 속이 더부룩하다, 이유 없이 머리가 아프다. 이런 증상 역시 혈액순환에 문제가 생겼다는 신호일 수 있다. 뒤꿈치 각질도 그중 하나로, 말초 혈액순환이 원활하지 않으면 피부 재생력이 떨어져 각질이 쌓인다. 이런 작은 증상을 무시하면 안 된다. 순환계 문제는 암만큼 치명적이고 치매만큼 예후가 두려운 병이라는 사실을 알아야 한다.

주변을 둘러보면 만성질환과 관련한 약 한두 가지 안 먹는 사람이 없다. 남들도 다 먹으니까 별일 아닌 걸까? 약을 먹고 있으니 더 나빠지지 않을까? 약은 합병증을 막기 위한 것일 뿐 문제의 본질을 해결해 주지는 않는다. 우리 몸의 생명선인 혈관과 혈액을 제대로 관리해 순환 시스템을 회복해야 큰 병 없이 건강하게 살 수 있다. 고지혈증·고혈압·고혈당 수치를 그냥 넘기는 대신 몸에 어떤 영향을 미치는지 이해해야 한다. 원활한 혈액순환이야말로 건강한 삶을 지키는 첫 번째 열쇠임을 명심하자.

CHAPTER.5

순환이 원활하지 않다는 신호

☐ 계단을 오르거나 운동하면 흉통이 있다.

☐ 인스턴트식품, 기름진 음식을 자주 먹는다.

☐ 채소를 잘 먹지 않는다.

☐ 운동다운 운동을 거의 하지 않는다.

☐ 손발이 저리거나 냉증이 있다.

☐ 담배를 피운다.

☐ 손발이 차다.

☐ 뒤꿈치가 계속 갈라진다.

☐ 늘 피로하고, 소화불량이 잦다.

☐ 현기증과 두통이 있다.

☐ 머릿결이 푸석하고 윤기가 없다.

☐ 피부가 건조하고 푸석푸석하다.

☐ 손톱이 잘 부러진다.

☐ 상처가 잘 낫지 않는다.

☐ 다리에 각질이 하얗게 일어난다.

결과

3개 이하 > 아직 큰 문제는 없지만, 혈액순환에 나쁜 생활 습관이 보인다. 지금부터라도 식습관과 운동 습관을 점검해 보자.

4~6개 > 혈액순환이 원활하지 않을 가능성이 높다. 손발 저림 또는 냉증, 두통, 소화불량 등이 반복되면 전문적 검사를 받을 필요가 있다.

7개 이상 > 전반적으로 순환 기능이 저하된 상태다. 피로, 냉증, 상처 회복 지연 등은 혈류 장애의 신호일 수 있으니 특히 손발이 차고 피부가 푸석하다면 말초 혈액순환 장애나 혈관 탄력 저하를 의심해 볼 수 있다. 정확한 원인을 파악하려면 혈액검사나 말초 혈관 검사를 받는 것도 도움이 된다.

7-Habit Summary

Good Circulation

흐름이 끊기면 생명도 위태롭다

순환 관리, 왜 중요한가?

고지혈증·고혈압·고혈당은 함께 나타나는 '삼총사 질환'이다.

고지혈증은 증상이 없어도 치매나 돌연사로 이어질 수 있다.

작고 사소한 변화도 '순환 이상'의 경고일 수 있다.

혈류 정체는 염증, 면역 저하, 자율신경 불균형을 부른다.

등이 굳고 차가워지면 혈액과 에너지 흐름이 막히고 있다는 신호다.

암보다 무서운 것이 혈관계 질환이라는 말은 결코 과장이 아니다.

오늘부터 실천

손발 저림, 부종 등 작은 이상도 놓치지 않기

척추와 등, 굳지 않게 스트레칭하기

등이 차갑다면 온찜질 등으로 따뜻하게 만들기

식후 10~15분 산책으로 혈당 관리

혈압·콜레스테롤 수치 정기 기록 및 체크하기

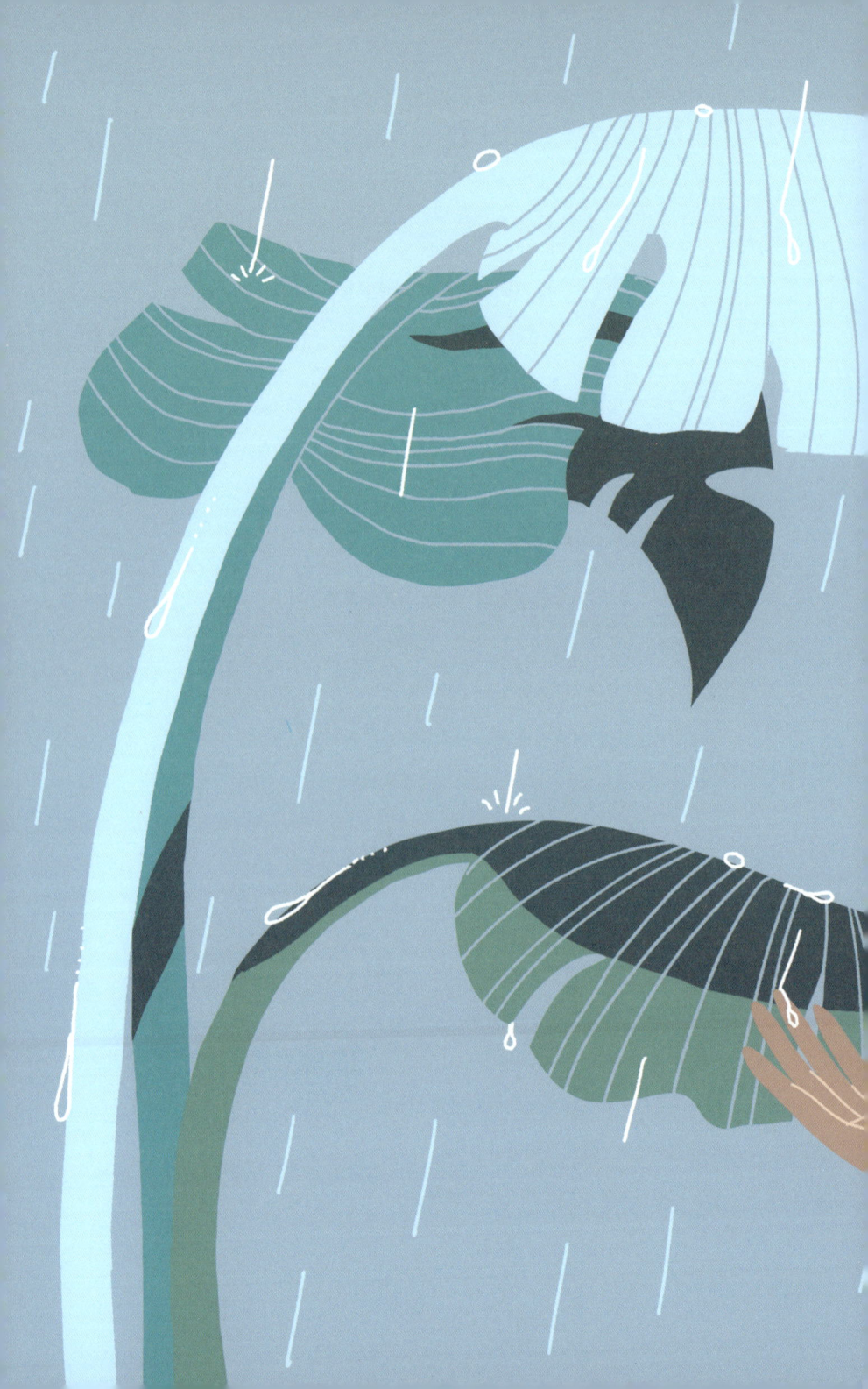

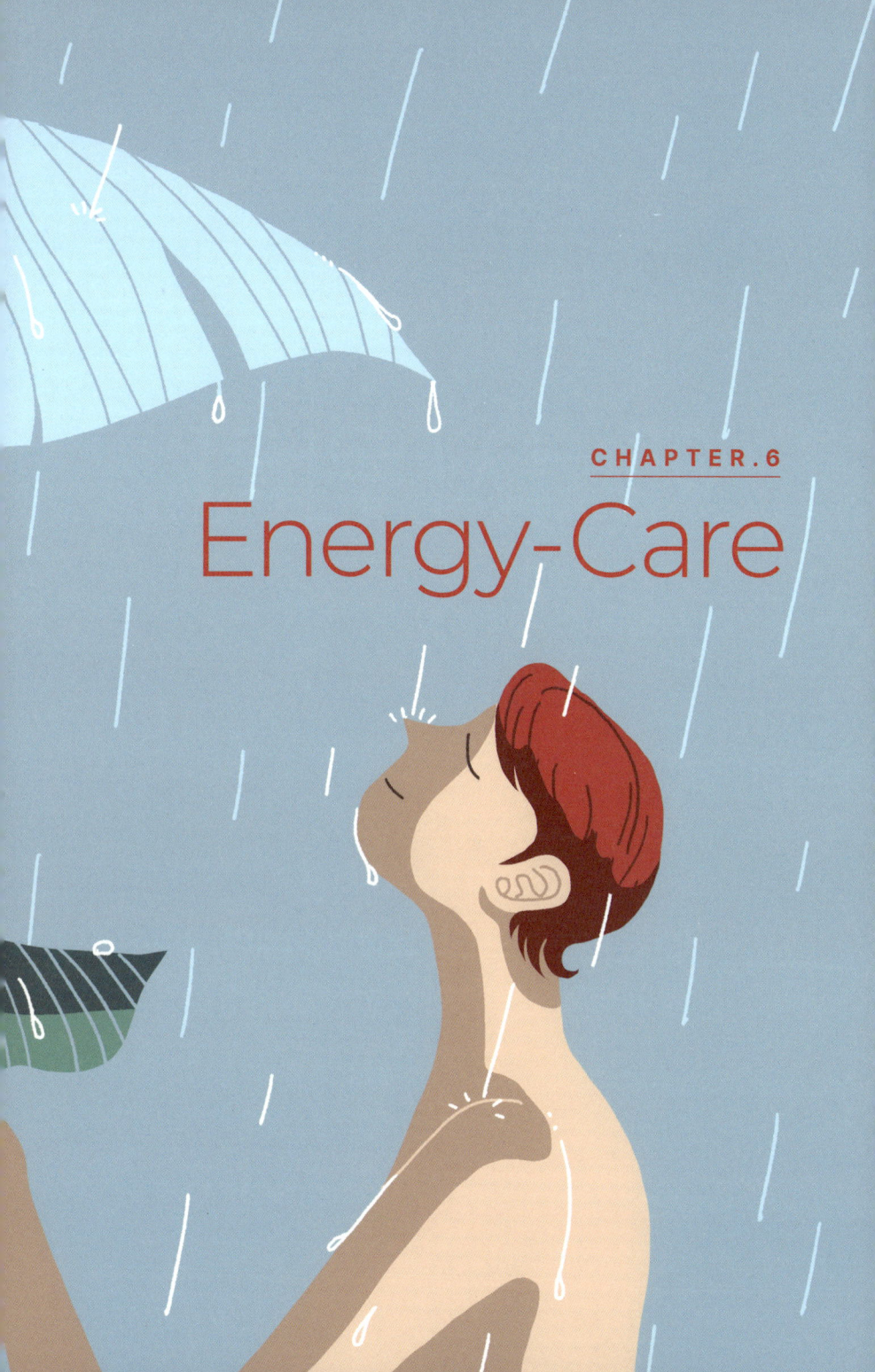

CERAGEM
Energy

에너지 관리

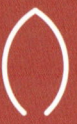

물, 공기, 빛(열).
이 세 가지가 무너지면
면역력이 약해지고, 염증이 퍼지며,
몸이 병에 점령당하기 시작합니다.

ENERGY-CARE 에너지 관리

"하루에 맑은 물 2L씩
마시고 있습니까?"

사람은 음식 없이 2~3주간 버틸 수 있지만, 물 없이는 사흘도 버티기 힘들다고 한다. 심지어 가벼운 탈수에도 우리 몸은 빠르게 무너진다. 수분이 1%만 부족해도 갈증을 느끼고, 2%가 줄면 집중력과 기억력이 급격히 떨어진다. 더 나아가 4~5%가 모자라면 현기증과 구역질, 체온 조절 장애가 나타난다. 만약 10%가 부족해지면 근육경련, 착란, 신장 기능 이상이 발생하고, 15%에 이르면 생명이 위태로워진다.[1, 2] 이처럼 몸속 수분은 단 10%만 줄어도 몸을 위기 상태로 몰아넣을 수 있다.

   수분이 우리 몸에 막강한 영향력을 행사하는 이유는 몸의 60~70%가 물로 구성되어 있기 때문이다. 특히 뇌의 최대 85%, 혈장(혈액 속 혈구 세포인 적혈구, 백혈구, 혈소판을 제외한 액체 성분)의 90% 이상은 물이 차지한다. 이처럼 물은 단순한 갈증 해소제가 아니다. 세포 생존, 혈액순환, 체온유지, 노폐물 배출, 면역반응, 신경전달 등 몸의 모든 생

CHAPTER.6

리작용에 관여한다.

　그리고 이 모든 과정을 조율하는 핵심 기관 중 하나가 신장이다. 신장은 하루 평균 약 180L의 혈액을 걸러내고, 이 과정에서 생성된 노폐물은 물과 함께 소변으로 배출된다. 물이 부족하면 이 기능이 원활히 이뤄지지 않으며, 노폐물이 체내에 축적되고 만성염증 상태로 이어진다. 실제로 만성신부전 환자나 요로감염 환자 중 상당수는 수분 섭취 부족이 공통된 생활 습관으로 지적된다. 수분 부족이 혈액의 점도를 높인다는 것도 문제다. 탈수 상태가 지속되면 혈액이 끈적해지고, 혈압은 상승하며, 심장은 큰 압력을 받아 더 많은 에너지를 써야 한다. 이로 인해 심근경색, 뇌졸중 등 심혈관질환의 위험이 증가한다.

　그렇다면 우리는 매일 물을 얼마나 마셔야 할까? 세계보건기구WHO는 평균 성인을 기준으로 하루 약 2L의 물 섭취[3]를 가정해 건강 지표를 설정하고 있으며, 유럽식품안전청EFSA은 체중 1kg당 약 30ml의 수분 섭취를 권장한다.[4] 체중이 60kg이라면 하루에 약 1.8L의 물을 마셔야 한다는 뜻이다. 단, 이 양은 커피나 기타 음료가 아닌 맑은 물을 기준으로 했을 때 얘기다. 그런데 실상 우리의 수분 섭취량은 여기에 턱없이 모자란다. 2021년 국민건강영양조사에 따르면, **한국 성인의 하루 평균 수분 섭취량은 약 1.3L로, 권장섭취량**남성 2.1L, 여성 1.6L**보다 30~40% 부족했다. 그보다 더 심각한 문제는 전체 성인의 60% 이상이 만성적 수분 부족 상태라는 데 있다.**

ENERGY-CARE 에너지 관리

인체 구성 성분 비율

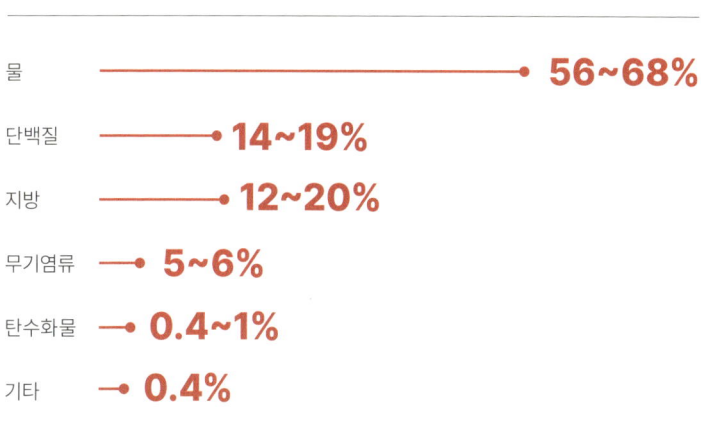

나이 들수록 점점 줄어드는 몸속 수분

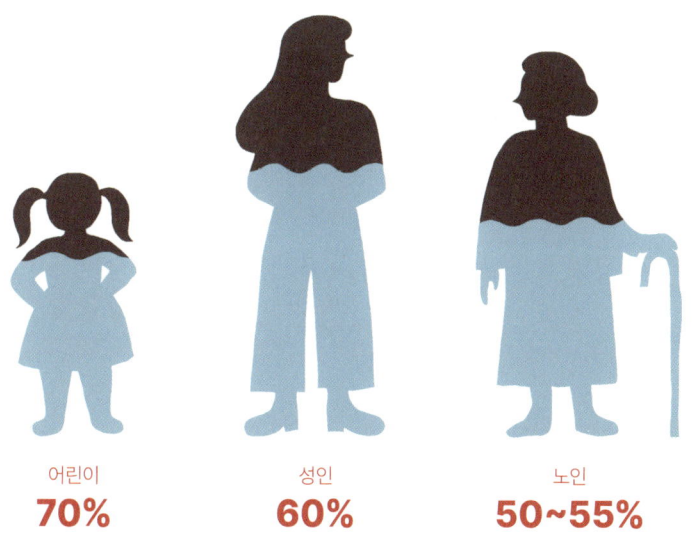

CHAPTER.6

신체조직의 수분 구성 비율

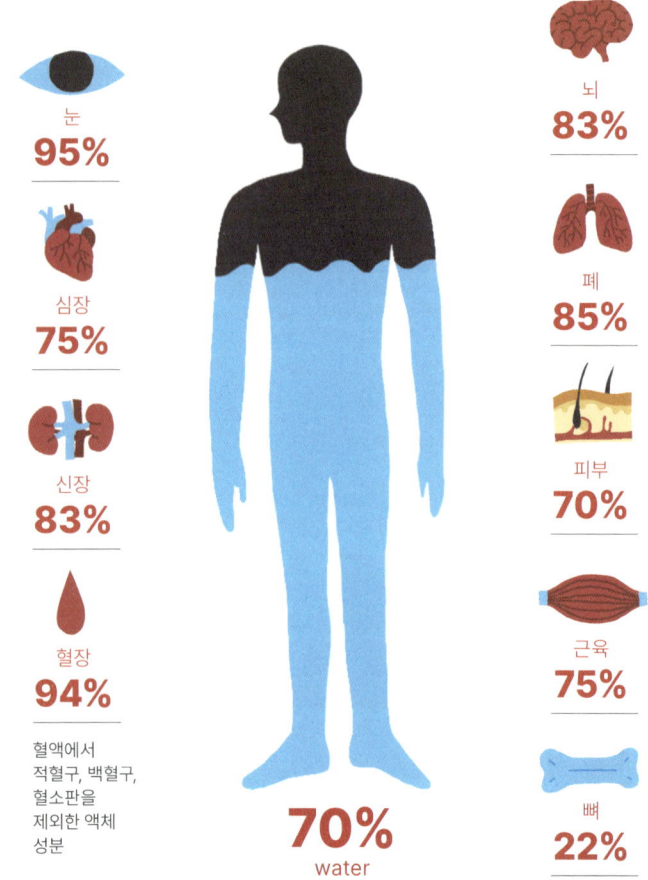

1) Mayo Clinic Staff (2020), "Dehydration: Symptoms, causes, and prevention"
2) Department of the Army (2002), "U.S. Army Survival Manual: FM 21-76"
3) World Health Organization (2011), "Guidelines for drinking-water quality"
4) European Food Safety Authority (2010), "Scientific opinion on dietary reference values for water"

ENERGY-CARE 에너지 관리

우리는 대부분 만성 탈수 상태

아침에 일어났을 때 피곤하고, 머리가 멍하며, 이유 없이 짜증이 난다. 커피를 마셔도 개운하지 않고, 집중력이 흐트러진다. 혹시 일상에서 이런 증상을 겪고 있다면, 지금 몸이 '물'을 원하고 있는 것인지 모른다. 만성 탈수는 단순한 갈증에서 비롯되는 문제가 아니다. 조용히, 그러나 지속적으로 몸을 무너뜨리는 위험신호다. 하지만 많은 사람이 자신이 탈수 상태에 있다는 사실조차 모른 채 살아간다. 목이 마르다고 자각했다는 것은 이미 탈수가 시작되었음을 알리는 신호다. 문제는 만성 수분 부족 상태에서는 이 신호조차 무뎌진다는 데 있다.

만성 탈수는 전신 기능 저하를 부른다. 가장 먼저 영향을 받는 기관이 뇌다. **체내 수분이 단 2%만 부족해도 기억력, 주의력 저하 등 뇌 기능에 부정적 영향을 미칠 수 있다.** 편두통 같은 증상은 수분 부족에서 기인하는 경우가 많다. 실제로 두통으로 병원

CHAPTER.6

을 찾은 환자 중 상당수가 물만 충분히 마셔도 증상이 호전된다.

피부도 수분 부족에 민감하다. 건조하고 탄력 없는 피부는 단순한 외적 문제를 넘어 체내 수분 순환의 이상 신호다. 물이 부족하면 노폐물이 원활히 배출되지 않아 피부 트러블이 심해지고 노화가 가속화된다. 내부적으로는 혈액 점도가 높아져 혈압이 상승하고, 심혈관계 질환의 위험도 커진다.

더 무서운 것은 수분 부족이 면역 기능과 직접 연결된다는 사실이다. 림프계는 체액의 흐름으로 작동하는데, 수분이 부족하면 면역세포 이동이 원활하지 않게 된다. 감기, 알레르기, 잦은 염증 등이 반복되면 몸이 만성 수분 부족 상태라는 증거일 수 있다.

특히 노인이라면 수분 부족 상황이 더욱 심각하다. 나이가 들수록 체내 수분 저장 능력이 떨어지고, 갈증을 느끼는 기능도 둔화하기 때문에 만성 수분 부족 상태인 경우가 많다. 실제로 75세

물은 건강과 직결되는 생명의 근원

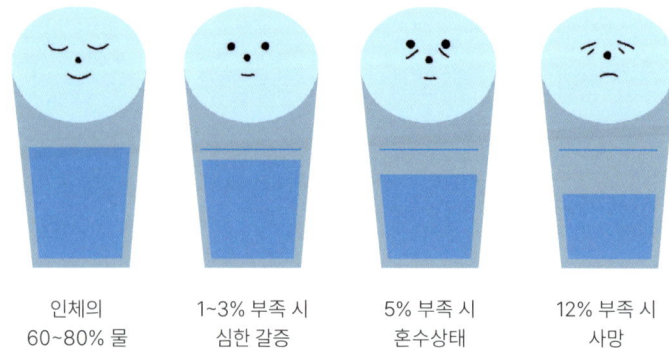

이상 남성의 71.8%, 여성의 86.4%의 수분 섭취량이 권장량에 미치지 못한다는 통계가 있다.[5] 문제는 이 같은 노년층의 만성화된 탈수 상태가 낙상 사고, 어지럼증, 치매 초기 증상으로 이어질 수 있다는 점이다.

하루 여덟 잔의 물이 모든 사람에게 동일하지는 않다. 몸무게, 활동량, 날씨에 따라 필요한 수분량이 달라질 수 있기 때문이다. **중요한 것은 '갈증을 느끼기 전'에 물을 마시는 습관이다. 특히 오전 기상 직후, 식사 30분 전, 운동 전후에는 반드시 의식적으로 물을 마셔 수분을 보충해야 한다.**

---

[5] 한국영양학회 '2020 한국인 수분 섭취기준 설정과 앞으로의 과제', 2022.

CHAPTER.6

수분 부족 자가 진단 체크리스트

☐ 하루 물 섭취량이 1L 이하다.

☐ 목이 마르다고 자주 느낀다.

☐ 소변 색이 진하고 냄새가 심하다.

☐ 입이 자주 마르고 입냄새가 난다.

☐ 두통이나 어지럼증을 자주 느낀다.

☐ 피부가 건조하고 각질이나 가려움이 있다.

☐ 변비가 자주 생긴다.

☐ 피로감이 쉽게 생기고 오래간다.

☐ 기분이 가라앉고 짜증이 잦다.

☐ 집중력이 떨어지고 멍한 느낌이 든다.

☐ 눈이 쉽게 피로하고 뻑뻑하다.

☐ 심장이 두근거리거나 가슴이 답답할 때가 있다.

☐ 손발이 차거나 저리다.

☐ 갈증을 잘 못 느끼고 물을 마시지 않는 편이다.

☐ 카페인 음료(커피, 에너지 드링크 등)를 하루에 두 잔 이상 마신다.

결과

0~3개 > 수분 상태 양호 현재 몸속 수분 상태가 안정적이다. 갈증을 느끼기 전에 물을 마시는 습관을 유지할 것. 하루 1.5~2L의 수분 섭취를 권장한다.

4~6개 > 경도 탈수 가능성 수분 섭취가 부족하거나 손실이 많은 상태일 수 있다. 하루 수분 섭취량을 체크하고, 틈틈이 물 마시는 습관을 들인다.

7개 이상 > 만성 탈수 위험 상태 지속적인 수분 부족으로 인한 만성 탈수가 의심된다. 장기적으로 두통, 변비, 피로, 심혈관계 부담, 신장 기능 저하 등이 나타날 수 있다. 의식적인 수분 보충이 반드시 필요하며, 증상이 지속된다면 전문 진료도 고려해야 한다.

ENERGY-CARE 에너지 관리

어떤 물을 마시느냐에 따라 건강이 달라진다

우리는 매일 물을 마신다. 그런데 제대로 마시고 있는 걸까? 생수, 가정용 정수기 물, 이온수, 미네랄워터, 심지어 수소수까지 몸에 좋다는 물 종류도 다양하다. 우리는 어떤 물을 마셔야 할까?

건강을 위한 물이라면, 몸에 어떻게 작용하는지가 중요하다. 특히 요즘 주목받는 것이 알칼리 이온수다. **알칼리 이온수는 물을 전기분해해 pH8~10의 약알칼리성으로 만든 물을 말한다. 이 과정에서 생성된 용존 수소는 산화스트레스와 염증 반응을 줄여 노화나 다양한 질병 치료에 긍정적 영향을 미친다**. 이는 과학적으로도 입증된 사실이다. 일본 지바대학교 내과 연구팀에 따르면 알칼리 이온수를 4주간 복용한 기능성 위장장애 환자에게서 위통, 복부팽만, 속쓰림 등의 증상이 유의미하게 개선된 결과가 나타났다.[6]

특히 위산 과다, 속쓰림, 역류성 식도염은 약알칼리성 이온수

CHAPTER.6

가 위산을 중화하는 데 도움이 될 수 있다.

물론 가장 중요한 기준은 수질이다. WHO는 마시는 물은 병원성미생물, 유해화학물질, 방사성물질이 인체 건강에 해가 되지 않는 수준이어야 한다고 규정한다.[7] 수돗물이라도 정수 과정을 거치지 않으면 납, 염소 부산물, 미세플라스틱 등이 문제가 될 수 있다. 2023년 유럽환경청European Environment Agency, EEA 보고서에 따르면, 유럽인 세 명 중 한 명은 미세플라스틱이 포함된 수돗물을 섭취하고 있다.[8] 따라서 정수 필터로 유해 물질을 거른 깨끗한 물이 가장 좋다고 할 수 있다.

물 온도도 중요하다. 너무 차가운 물은 위장에 부담을 줄 수 있다. 체온보다 낮은 물을 급하게 마시면 위장관 운동이 저하되고, 소화효소 분비도 떨어지기 때문이다. 마시는 물의 적정 온도는 30~37℃, 즉 체온과 비슷한 미지근한 수준이다. 이 온도의 물은 소화기계를 최소한으로 자극하면서 흡수 속도도 빠르다.

물을 마실 때도 한 번에 벌컥 들이켜지 않는 것이 바람직하다. 서울대학교 보건대학원 연구에 따르면, 수분은 소량씩 자주 마실 때 체내흡수율이 높고, 신장 부담도 줄어든다. 한 번에 500ml 이상 마시면 오히려 소변으로 빠르게 배출되어 실제 수분 보충 효과가 떨어질 수 있다.

무엇보다 중요한 건 의식적으로 좋은 물을 고르되 꾸준히 마시는 습관이다. 어쩌면 매일 무엇을 먹는지보다 어떤 물을 마시는지가 더 중요할 수 있다.

물은 면역과 대사, 노폐물 배출을 돕는 생체 기능의 핵심 요소다. 건강한 물이 세포를 살리고, 장을 깨우며, 몸의 리듬을 회복시킨다는 사실을 기억하자.

---

6) Hayakawa et al. (2005), "The effect of alkaline ionized water on gastrointestinal symptoms"
7) World Health Organization (2017), "Guidelines for drinking-water quality: Fourth edition incorporating the first addendum"
8) European Environment Agency (2023), "Impacts of microplastics on health"

CHAPTER.6

공기가 건강을 위협한다

WHO는 2021년 대기오염을 '전 세계에서 가장 치명적인 환경 건강 위협'으로 경고했다. 대기오염으로 인한 조기 사망자는 연간 700만 명에 달한다.[9] 세계 교통사고 사망자 수가 연 130만 명 수준임을 감안하면 엄청난 수다. 교통사고가 아니라 나쁜 공기 때문에 죽을 가능성이 더 높다는 이야기다.

한국은 안전할까? 전혀 그렇지 않다. 2022년 기준 경제협력개발기구^{OECD} 국가 중 한국은 초미세먼지로 인한 조기 사망률이 두 번째로 높다. 2023년 서울의 평균 초미세먼지$^{PM2.5}$ 농도는 23.1μg/m^{3}로, WHO 권고 기준 5μg/m^{3}의 네 배 이상이다. 이 수치는 '심각한 건강 영향' 단계에 해당한다.

특히 50대 이상에게 미세먼지는 더욱 위험하다. 노화된 심혈관계와 호흡기, 약화한 면역력이 오염된 공기에 쉽게 무너지기 때문이다. 2018년 서울대학교병원 연구에 따르면, 초미세먼지 농도가 10㎍/m³ 증가할 때 심근경색 발생 위험이 12% 늘었고, 특히 60세 이상에서 그 위험은 더욱 뚜렷하게 증가했다.

미국 하버드대학교 공중보건대학원의 대규모 추적조사에 따르면, 초미세먼지 농도가 미세하게만 증가해도 노년층 사망률이 급격히 높아진다는 사실이 입증됐다.[10] 특히 **초미세먼지는 폐암, 뇌졸중, 심부전, 당뇨병, 치매 등 만성질환과 깊은 연관성이 있는 것으로 나타났다. 단순히 숨 쉬는 공기인데, 공기가 병의 원인이 된다는 사실은 꽤 충격적이다.**

'숨이 차다', '머리가 자주 멍하다', '예전보다 쉽게 피로하다'는 느낌이 든다면 몸 자체의 문제가 아니라 '공기'가 원인일 가능성도 있다. 대한내과학회와 환경부가 공동발표한 자료에 따르면, 미세먼지 고농도 시기에 병원 내원율이 60대 이상에서 1.8배 이상 증가한 것으로 나타났다. 특히 호흡기질환 외에도 심장과 뇌혈관계 환자가 늘어나는 것은 대기오염이 혈관 염증과 혈압 상승, 혈전 형성 등을 유발하기 때문이다.

이보다 더 큰 문제는, 이 위험에서 완전히 도망칠 수 없다는 점이다. 외출을 줄이고, 마스크를 써도, 결국 우리가 마시는 공기는 도심 속 오염된 공기일 가능성이 높다. 건강을 지키려면 식단보다, 운동보다 가장 먼저 바꿔야 할 것이 '숨 쉬는 환경'이라는 뜻이다.

---

9) World Health Organization (2021), "WHO global air quality guidelines: Particulate matter (PM2.5 and PM10), ozone, nitrogen dioxide, sulfur dioxide and carbon monoxide"
10) Di et al. (2017), "Long-term exposure to PM2.5 and mortality among older adults in the southeastern US"

CHAPTER.6

집 안이 더 위험하다

하루 중 우리가 실내에서 보내는 시간은 얼마나 될까? **OECD 통계에 따르면 한국인의 평균 실내 체류 시간은 하루 21시간에 달한다. 놀랍게도 그 안에서 우리가 마시는 공기가 실외보다 최대 다섯 배까지 더 오염돼 있을 수 있다.**[11] '밖은 뿌옇지만 실내는 괜찮겠지' 하는 믿음이 건강을 위협하는 착각일 수 있다는 이야기다.

가장 큰 문제는 보이지 않는 '실내공기 속 유해 물질'이다. 조리할 때 나오는 이산화질소, 환기 부족으로 쌓이는 포름알데히드, 휘발성유기화합물VOC, 곰팡이 포자, 담배 연기, 라돈 가스까지. 특히 겨울철 난방을 하면 실내 이산화탄소 농도가 급격히 올라간다. 국립환경과학원에서 서울 소재 아파트 50가구를 대상으로 실내공기질을 조사했는데, 환기를 잘 하지 않는 겨울철에는 실내 CO_2 농도가 기준치보다 두 배 이상 높았다고 한다.

실내공기오염은 특히 중년과 노년층에게는 치명적일 수 있다. 60대 이상을 대상으로 한 서울아산병원 연구에 따르면, 실내공기질이 나빠지면 기억력과 집중력이 현저히 떨어지고, 우울감도 높아진다. 더욱 무서운 것은 실내공기오염이 만성염증을 유발한다는 사실이다. 만성염증은 심장병, 고혈압, 당뇨 등 만성질환의 핵심 원인 중 하나다.

보통 실내공기질은 도심 고층 아파트에서 더 안 좋게 나타난다. 기본적으로 환기가 어려운 구조인 데다 단열재에서 방출되는 화학물질, 밀폐된 공간에서 사용하는 방향제, 세제, 각종 화학제품까지 무색무취 독소가 서서히 건강을 갉아먹는 셈이다. 심지어 나이 들수록 후각과 인지 능력이 저하되기 때문에 전혀 인식하지 못하고 오랜 시간 무방비로 노출되는 경우가 많다.

실외보다 안전하다고 믿었던 집 안이 오히려 면역력을 떨어뜨리고, 뇌 기능을 저하시키며, 호흡기부터 혈관까지 천천히 공격하고 있다. 실내공기는 이제 우리에게 보이지 않는 적이 되었는지 모른다.

---

11) U.S. Environmental Protection Agency (2020), "Why indoor air quality is important to schools"

CHAPTER.6

주요 실내공기오염 물질 톱 6

순위	오염물질	주요 발생원	건강 영향
1	초미세먼지 (PM2.5)	외부 유입, 조리 시 연기, 담배 연기 등	호흡기질환, 심혈관질환, 폐 기능 저하, 조기 사망률 증가
2	포름알데히드	가구, 합판, 접착제, 벽지, 신축 건물	눈·코·목 자극, 알레르기, 피부염, 장기 노출 시 발암 위험
3	벤젠	페인트, 방향제, 세정제, 담배 연기	중추신경계 이상, 백혈병 등 혈액암 발병 가능성
4	이산화질소 (NO_2)	가스레인지, 보일러, 난방기기, 자동차 배기가스	기관지염, 폐 기능 저하, 어린이 천식 악화
5	라돈	토양, 지하수, 건축자재(지하 공간, 밀폐된 실내에서 농도 높음)	폐암 유발 위험 (WHO 지정 1급 발암물질)
6	곰팡이 포자	습기 많은 공간(욕실, 주방, 장마철 실내), 곰팡이 핀 벽지·가구 등	알레르기 유발, 천식 악화, 면역반응 과민증 유도

환경부 및 국립환경과학원 <실내공기질 실태조사 보고서>, 2023,
질병관리청 <실내공기오염 물질과 건강 영향 연구>, 2022,
세계 보건기구(WHO) "Household air pollution and health", 2021

ENERGY-CARE 에너지 관리

산소가 풍부한 공기가 면역력을 지킨다

하늘에 구름 한 점 없이 맑은 데다 시야가 깨끗하면 공기가 좋다고 생각하지만, 진짜 좋은 공기의 기준은 단순히 먼지가 있는지 없는지가 아니다. '산소는 충분한가?', '몸에 유해한 물질은 없는가?', '숲속 공기처럼 스트레스 해소에 효과가 있는가?' 등 여러 요인이 충족되어야 한다. 그렇다면 정말 좋은 공기란 무엇일까? 우리가 흔히 '좋은 공기' 하면 떠올리는 숲속 공기를 생각해 보자. 숲속에서 느껴지는 그 상쾌함의 정체를 따라가 보면 좋은 공기의 정체를 알 수 있다.

우선 산소포화도가 중요하다. 건강한 성인의 경우 혈중 산소포화도는 95% 이상일 때 정상 범위로 본다. 이보다 낮아지면 몸에 산소가 부족한 상태로, 신체적 스트레스를 받을 수 있다. 성인 300명을 대상으로 한 서울의과학연구소의 조사 결과, 실내에서 오래 생활한 사람 중 41%가 산소포화도 94% 이하로 측정되었다.

CHAPTER.6

95% 이상이 정상이므로 열 명 중 네 명이 저산소증에 해당한다는 이야기다. 저산소증 경계 단계인 산소포화도 94%에만 들어서도 두통, 집중력 저하, 피로감, 우울감 등이 나타날 수 있다.

산소는 단순히 살아가는 데 필요한 기체가 아니다. 산소는 우리 세포의 에너지를 만드는 데 핵심 역할을 한다. 그런데 산소 농도가 낮고, 이산화탄소가 많은 상태에서는 이 에너지 생산 시스

숨 쉬는 것만으로도 위험할 수 있다?

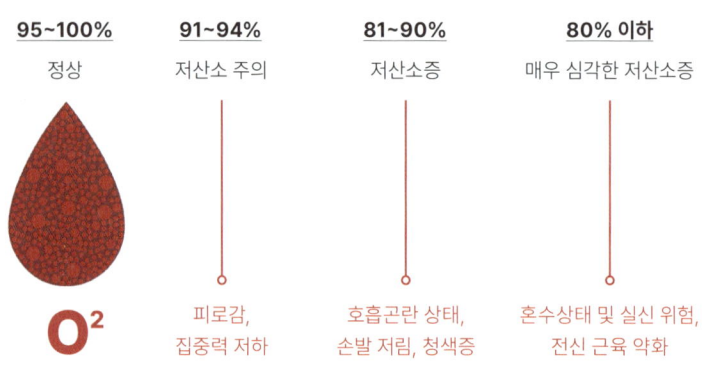

산소포화도는 몸의 '숨 쉴 여유'를 보여주는 지표다.
95% 미만이라면 몸이 보내는 위험신호일지도 모른다.

95~100%	91~94%	81~90%	80% 이하
정상	저산소 주의	저산소증	매우 심각한 저산소증
	피로감, 집중력 저하	호흡곤란 상태, 손발 저림, 청색증	혼수상태 및 실신 위험, 전신 근육 약화

템이 제대로 작동하지 않는다. '왜 이렇게 피곤하지?' 싶다면 공기 중 산소 질이 문제일 수 있다.

좋은 공기의 조건을 요약해 보면 첫째, 풍부한 산소, 둘째, 낮은 초미세먼지, 셋째, 음이온이다. 특히 음이온은 혈류를 개선하고, 스트레스 호르몬인 코르티솔 수치를 낮추며, 부교감신경계를 자극해 이완반응을 유도한다. 실제로 하루 2시간 숲속을 산책했더니 면역세포 활성도가 평균 56% 증가했다는 연구 결과가 있다.[12] 좋은 공기가 면역을 움직인다.

이와 반대로 환기하지 않은 실내, 밀폐된 차량, 쇼핑몰, 환풍기 없는 주방은 질 낮은 공기의 대표적 환경이다. 산소는 부족하고 이산화탄소와 VOC, 라돈, 포름알데히드 등 유해화학물질이 넘쳐난다. 한국환경공단에서 2021년 아파트를 대상으로 조사했는데, 실내공기질이 외부보다 더 나빴다고 한다. 그런데도 우리는 실외보다는 실내 대기가 더 깨끗하다는 착각을 하며 그 안에서 대부분 시간을 보내고 있다.

공기는 마시는 '음식'과도 같다. 먹는 것을 까다롭게 고르듯, 마시는 공기도 가려야 한다. 산소가 풍부한 공기는 그 자체로 면역이고, 활력이고, 생명이다. 그렇다면 지금, 여러분이 마시는 공기는 얼마나 깐깐하게 고르고 있는가? 이제는 공기도 깐깐하게 '선택'해야 할 때다.

---

12) Li (2016), "Effect of forest bathing trips on human immune function"

CHAPTER.6

조용한 살인자, 실내공기오염

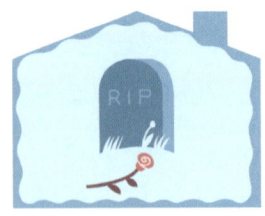

전 세계 매년 **380만** 명
실내공기오염으로 조기 사망

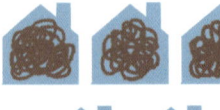

우리나라 가정 **5**곳 중 **3**곳
미세먼지 농도 WHO 기준 초과

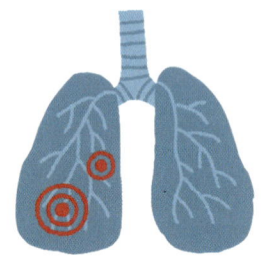

고령자, 라돈 노출 시
폐암 위험 최대 **2.5**배

세계보건기구(WHO) "Household air pollution and health", 2021,
국립환경과학원 <실내공기질 조사 보고서>, 질병관리청 <실내 환경과 호흡기질환 연구>

ENERGY-CARE 에너지 관리

체온 1℃가 면역력을 좌우한다

체온이 단 1℃만 낮아져도 면역력이 급격히 떨어진다는 사실을 알고 있는가? 우리 몸은 일정한 온도를 유지함으로써 생리적 균형과 면역 기능을 지킨다. 그러나 체온이 낮아지면 이 균형이 쉽게 무너진다. 저체온 상태가 지속되면 대사기능이 둔화하고, 백혈구 활동성이 떨어지며, 면역반응은 현저히 약화된다.

평균 체온 36.5℃는 면역계, 신경계, 호르몬계가 최적으로 작동하는 기준점이다. 반대로 체온이 1℃ 낮아진 상태가 지속되면 자율신경의 균형이 무너지고, 교감신경이 과도하게 항진되며, 스트레스 호르몬인 코르티솔이 과잉 분비된다. 코르티솔은 일시적으로 염증을 억제하는 작용이 있지만, 장기적으로 계속 분비되면 면역세포의 기능이 억제되고, 염증 반응에 대한 민감도가 떨어진다. 그 결과 피로, 불면, 우울감 같은 만성 증상뿐 아니라 각종 만성질환이 악화될 수 있다.

CHAPTER.6

그렇다면 체온이 오르면 어떨까? 체온 상승은 단순한 열 증상이 아니라 우리 몸이 면역 시스템을 가동하고 있다는 생리적 신호다. 실제로 도쿄대학교 의과학연구소는 체온이 높을 때 장내미생물의 활동이 활발해지며, 이로 인해 바이러스 복제를 억제하는 물질이 증가한다고 밝혔다.[13] 또 미국 터프츠대학교 연구팀은 체온 상승 시 면역세포인 T세포가 더 활발히 작동한다는 사실을 입증했다.[14] 이처럼 체온이 올라간다는 것은 우리 몸이 침입자를 감지하고 방어 시스템을 본격적으로 작동하는 '면역 스위치 ON' 상태임을 의미한다.

하지만 우리는 체온 관리에 얼마나 무관심한가? 에어컨에 익숙한 생활, 운동 부족, 스트레스, 불균형한 식사가 체온을 천천히 떨어뜨린다. 손발이 차고, 피로가 쉽게 쌓이며, 감기에 자주 걸린다면 이는 단순히 체질이나 나이 때문이 아니라 '몸이 차가워지고 있다'는 경고일 수 있다. 특히 손발이 차가운 상태가 지속되면 말초 혈류가 저하되고, 전신 순환기능에도 영향을 미쳐 면역력 저하를 가속화할 수 있다.

체온은 단순한 온도의 문제가 아니다. 인체 항상성과 생리적 균형을 유지하는 핵심 장치이자 건강을 지켜주는 가장 기본적인 생명 유지 시스템이다. 지금 느끼는 '따뜻함'이야말로 몸이 살아있다는 가장 직접적 증거인지 모른다.

---

13) Ogura et al. (2021), "High body temperature increases gut microbiota-dependent host resistance to influenza A virus and SARS-CoV-2 infection"
14) Ostberg et al. (2000), "Temperature is a powerful promoter of interleukin 2 production and proliferation in activated human T cells"

ENERGY-CARE 에너지 관리

몸을 데우면 병이 물러난다

"약으로 고칠 수 없는 환자는 수술로 고치고, 수술로 고칠 수 없는 환자는 열로 고치며, 열도 고치지 못하면 불치병이다."

서양의학의 아버지 히포크라테스의 말이다. 뜨뜻한 방바닥에서 자고 일어나니 몸이 가뿐해진 경험, 누구나 한 번쯤 있을 것이다. 이처럼 몸을 따뜻하게 데우는 것, 그 자체가 치료의 시작일 수 있다. 그런데 여기서 중요한 것이 있다. 우리가 일반적으로 체온계로 측정하는 '체온'은 겨드랑이나 이마, 손발처럼 외부에 가까운 부위의 온도다. 하지만 진짜 건강을 좌우하는 것은 피부 표면 온도가 아니라 우리 몸속 깊은 곳, 즉 장기와 주요 기관이 위치한 중심부 온도인 '심부체온'이다.

심부체온이 어떻게 유지되는지에 따라 면역의 질과 생리적 안정성이 크게 달라진다. 결국, 몸속 깊은 곳이 따뜻해야 진짜 면역력이 작동하는 것이다.

CHAPTER.6

실제로 체온이 오르면 백혈구와 면역세포의 활동성이 증가하고, 병원균에 대한 방어반응도 강해진다. 즉 심부체온을 높이는 것은 면역 시스템 전체의 성능을 끌어올리는 중요한 방법일 수 있다. 이 원리를 기반으로 발전한 치료 접근이 바로 온열요법이다. 단순히 몸을 따뜻하게 하는 것을 넘어 과학적으로 체온을 조절하고 회복력을 끌어올리는 전략인 셈이다.

온열요법은 현대의학에서도 효과가 과학적으로 입증되었다. 체온이 오르면 혈관이 확장되고, 혈류가 증가하고, 조직에 산소와 영양소가 더 많이 공급되며, 노폐물과 염증 물질 배출이 활발해진다. 특히 면역계의 핵심 병기인 NK세포 Natural Killer Cell의 활성도가 증가하는데, NK세포는 암세포나 바이러스 감염 세포를 직접 제거하는 전사들이다. 2009년 독일 베를린자유대학교 연구에 따르면, 고주파 온열 자극을 받은 암환자의 NK세포 활성도가 평균 45% 이상 상승했다.[15]

온열치료는 암 외에도 통증 완화, 자율신경 균형 회복, 수면장애 개선 등 다양한 질환에서 효과를 보이고 있다. 서울아산병원 재활의학과는 만성 요통 환자 128명을 대상으로 4주간 온열 패치 치료를 적용한 결과, 통증 평가지표 Numerical Rating Scale, NRS가 평균 35% 이상 감소했으며, 수면의 질과 삶의 만족도가 뚜렷이 향상됐다고 발표했다. 사실 우리는 이미 일상에서 이런 온열 효과를 경험하고 있다.

통증이 있을 때 자연스럽게 손을 얹거나, 찜질 팩을 사용하는 것처럼 말이다. 특히 온찜질은 근육의 긴장을 풀고, 뭉친 근육을 이완하는 데 효과적이다. **척추 주변 근육도 마찬가지다. 온열 자극을 하면 근육이 부드럽게 이완되면서 통증이 완화되고, 동시에 혈액순환이 촉진돼 척추와 주변 조직에 더 많은 산소와 영양분이 공급된다. 이로 인해 조직 회복이 빨라지고 염증도 줄어든다.** 실제로 온열요법이 혈류를 증가시키고 근육 기능 회복을 돕는다는 연구 결과가 여럿 발표되고 있다. 한 연구에 따르면, 열 자극은 조직의 회복을 촉진하고 통증을 줄이는 데 유의미한 효과를 보였다.[16]

또 따뜻한 열은 몸뿐 아니라 정신 건강에도 영향을 준다. 스트레스를 받으면 손발이 차가워지는 이유는 교감신경 항진 때문이다. 반면, 몸을 따뜻하게 하면 부교감신경이 활성화되며 긴장이 완화되고 스트레스 호르몬인 코르티솔 수치가 감소한다. 이완된 몸은 마음을 편안하게 만든다.

결국 '따뜻함'은 몸과 마음을 동시에 치유하는 열쇠다. 열은 세포 하나하나를 깨우고 면역 시스템에 불을 붙이는 촉매다. 체온 1℃는 단순한 숫자가 아니라 건강을 지키는 시작점일 수 있다.

15) Kondo et al. (2009), "Thermal therapy enhances NK cell activity in cancer patients"
16) Roseguini et al. (2020), "Local heat therapy to accelerate recovery following exercise-induced muscle damage"

CHAPTER.6

체온 1°C의 기적

1. 면역력 증가

체온이 1°C만 올라가도 면역세포가 더 활발하게 움직인다. 일부 연구에 따르면, 면역력이 최대 다섯 배까지 높아질 수 있다고 한다.

2. 혈류 개선·근육 이완

따뜻한 자극은 혈관을 확장시켜 혈류량을 최대 네 배까지 증가시킨다. 혈액순환이 좋아지면 근육이 자연스럽게 이완되고 통증도 줄어든다.

3. 자율신경 안정

온열은 부교감신경을 활성화해 심박수를 낮추고, 과도하게 긴장된 몸과 마음을 편안하게 만들어준다.

4. 수면 질 향상

따뜻한 물에 몸을 담그면 체온이 일시적으로 올라갔다가, 목욕 후 서서히 떨어지며 뇌에 '잘 시간'이라는 신호를 보낸다.

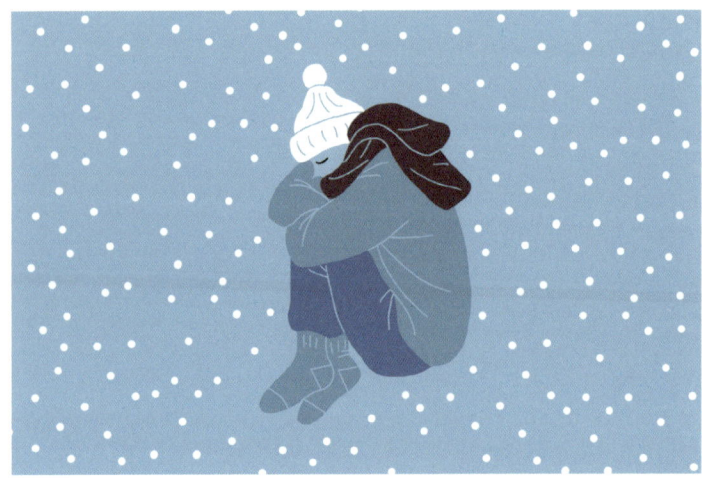

7-Habit Summary
Energy
에너지는 물·공기·빛(열)에서 온다

에너지 관리, 왜 중요한가?

대부분 사람은 만성 탈수 상태다.

수분 부족은 피로, 집중력 저하, 면역력 약화로 이어진다.

알칼리 이온수는 불편한 소화 증상을 완화하는 데 도움이 된다.

초미세먼지는 면역과 폐 기능을 저하시키며, 실내 공기도 안전하지 않다.

산소가 풍부한 공기를 마시면 뇌와 면역세포가 활성화된다.

온열 관리는 면역 활성과 에너지 회복에 효과적이다.

오늘부터 실천

매일 2L 이상 물 마시기

가능한 한 알칼리 이온수로 소량씩 자주 마시기

초미세먼지 농도가 낮은 시간에 실내 자주 환기하기

산소 농도 풍부한 공기청정기로 실내 공기 관리

등과 척추, 온열 기기로 마사지하기

CHAPTER.7

Mindset-
Care

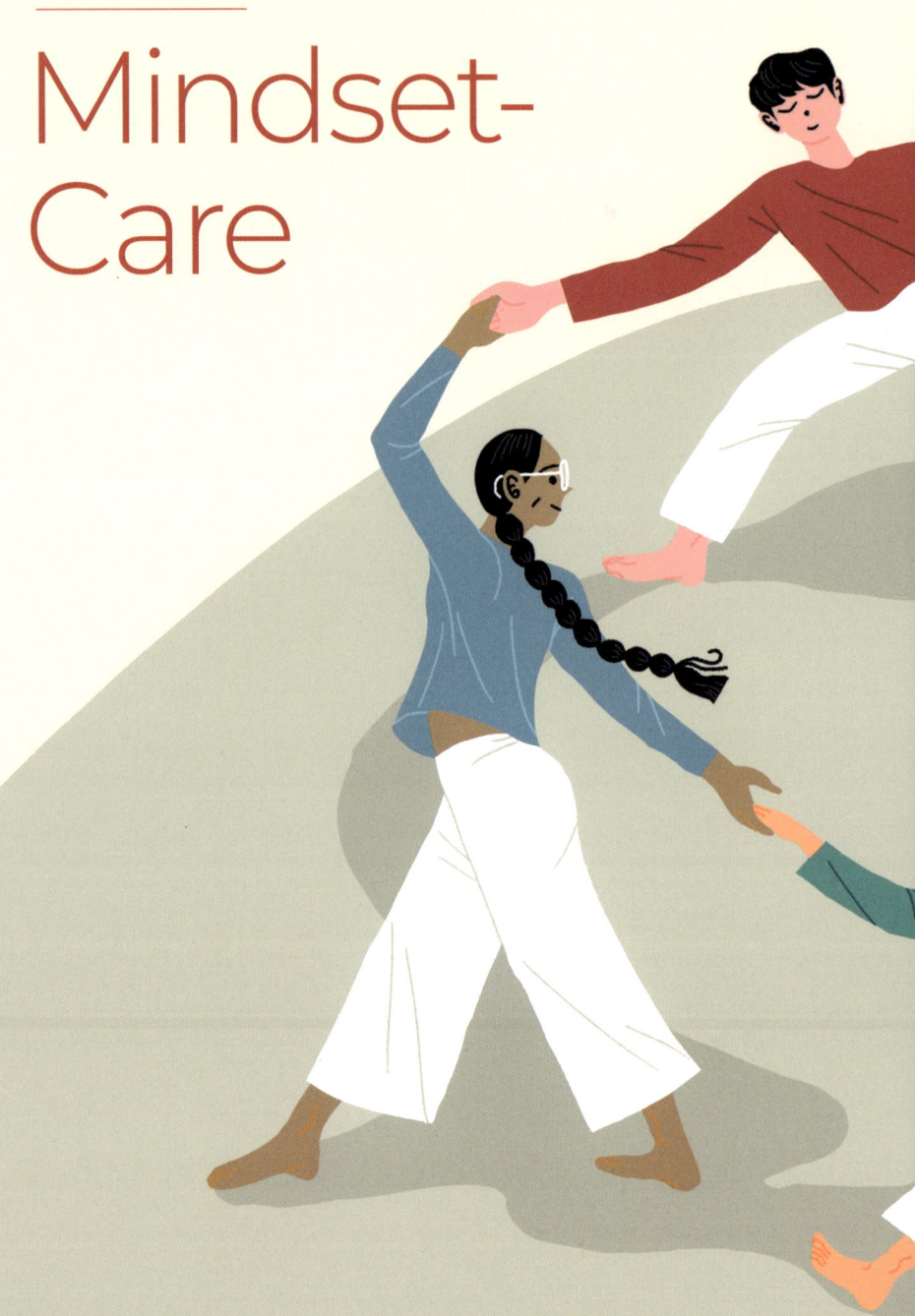

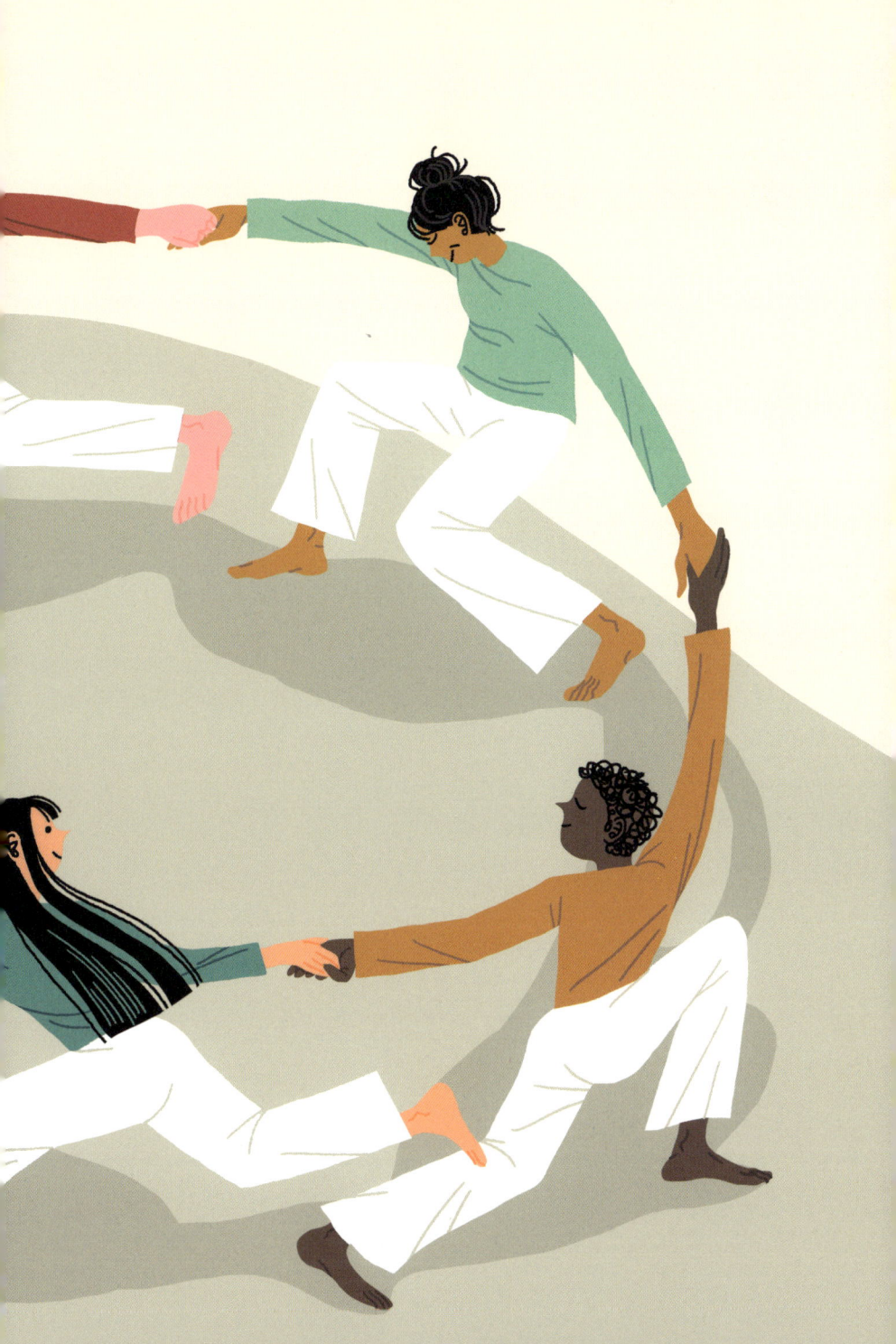

C E R A G E
Mindset

정신 관리

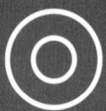

무기력, 짜증, 고립감…
기분 탓이 아니에요.
우울증은 치매의 예고편.
함께하면 마음이 다시 회복됩니다.

MINDSET-CARE 정신 관리

우리는 우울증, 자살률 1위 국가에 살고 있다

'짜증 난다는 말을 입버릇처럼 한다.'
'집중력이 떨어지고 항상 불안하고 초조하다.'
'사람을 만나는 것도 피곤하고, 만사 무기력하다.'

건강보험심사평가원에 따르면, 2023년 우울증으로 병원을 찾은 사람은 약 104만 명이다. 하지만 다양한 조사와 통계를 종합할 때 통상 우울증을 겪는 사람 중 치료를 받는 경우는 약 10%에 불과하다고 추정된다. 병원을 찾지 않은 사람까지 포함하면 우울증을 겪는 사람이 한 해 1000만 명에 이를 수 있다. 단순히 계산하면 한 집 걸러 한 명 이상 우울증 환자가 있다는 뜻이다. 2023년 국내 고혈압 진료 환자 수는 약 747만 명, 당뇨 환자 수가 약 383만 명임을 고려하면 우울증은 우리가 흔히 아는 만성질환보다 더 흔한 병인 셈이다.

그렇다면 왜 병원 방문을 꺼리는 것일까? 신경정신과 진료에

CHAPTER.7

대한 사회적 낙인이 가장 큰 원인으로 보인다. 건강보험심사평가원이 정신과 치료를 받기까지 고민한 이유를 조사한 결과 1위는 주변의 부정적 시선, 2위는 그냥 두면 나을 것 같아서, 3위는 사회적 불이익이었다. 최근 상황이 조금 나아졌다고 하지만, 여전히 많은 사람이 주변의 오해와 편견을 두려워한다. 실제로 우리나라의 정신 건강 서비스 이용률은 외국에 비해 낮은 수준이다. 미국의 정신 건강 서비스 이용률이 43%[1]인 데 반해, 한국은 22%로 절반 수준에 불과하다.[2] 우울증 유병률은 세계 최고인 반면에 치료율은 정반대다.

이런 현실을 여실히 보여주는 지표가 있다. 바로 늘어나는 자살률이다. **우리나라는 경제협력개발기구OECD 국가 가운데 20년째 우울증 유병률36.8%, 2022년 기준 1위이며, 자살률도 20년째 1위인구 10만 명당 28.3명, 2022년 기준를 기록 중이다.** OECD 평균 자살률과 비교하면 두 배를 훨씬 상회하는 수치다. 2024년 한 해만 돌아봐도, 하루 평균 40명이 스스로 목숨을 끊었다. 가슴 아픈 현실이다.

2000년대 이후 대부분 OECD 국가의 자살률이 감소했지만, 우리나라는 여전히 갈 길이 멀다. 우울증 유병률이나 자살률과 밀접한 관련이 있는 삶의 만족도도 우리나라는 세계 최하위권에 머무르고 있다. 유엔UN이 발표한 <세계 행복 보고서>에 따르면 우리나라 사람들의 삶의 만족도는 OECD 38개국 중 33위2023년 기준에 불과하다. 끝없는 경쟁 속에서 쉬지 못하고 달려온 시간, 말하지 못하고 참기만 해야 하는 분위기, 남과 비교하며 스스로를 부족하다고 느끼는 사회, 나보다 가족이나 다른 사람을 우선시

하는 문화 등 이런 모든 것이 정신 건강에 큰 영향을 미치는 것은 아닐까? 정신 건강은 단순히 어떤 감정을 느끼는지를 넘어 삶의 질이나 행복과 직결되는 중요한 문제다. 신체 건강만큼 세심히 돌볼 필요가 있다.

우울증 환자 현황

(단위: 명)

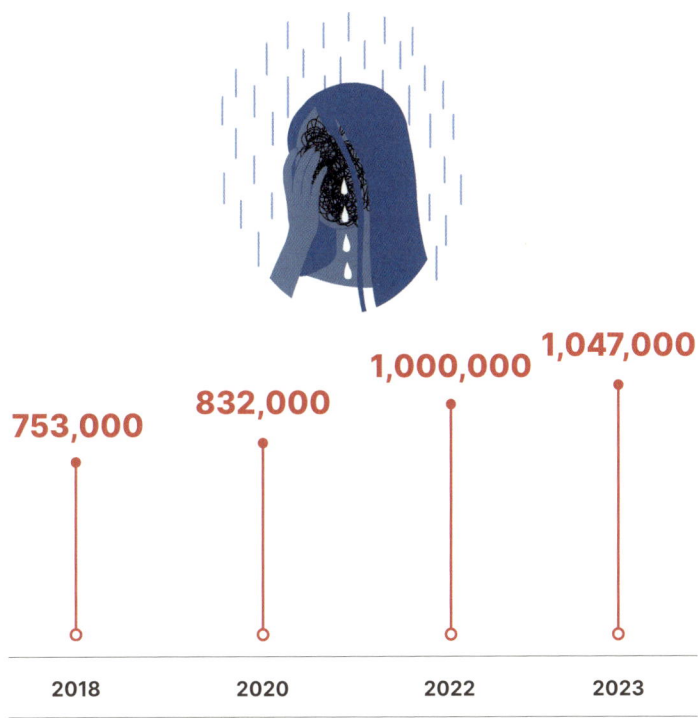

2018 753,000
2020 832,000
2022 1,000,000
2023 1,047,000

건강보험심사평가원

1) 국립정신건강연구소 <Mental Health Treatment Among Adults with Mental Illness>, 2017
2) 보건복지부 '2016년 정신질환 실태 역학조사', 2017

CHAPTER.7

정신과 치료를 망설이는 이유

(단위: %)

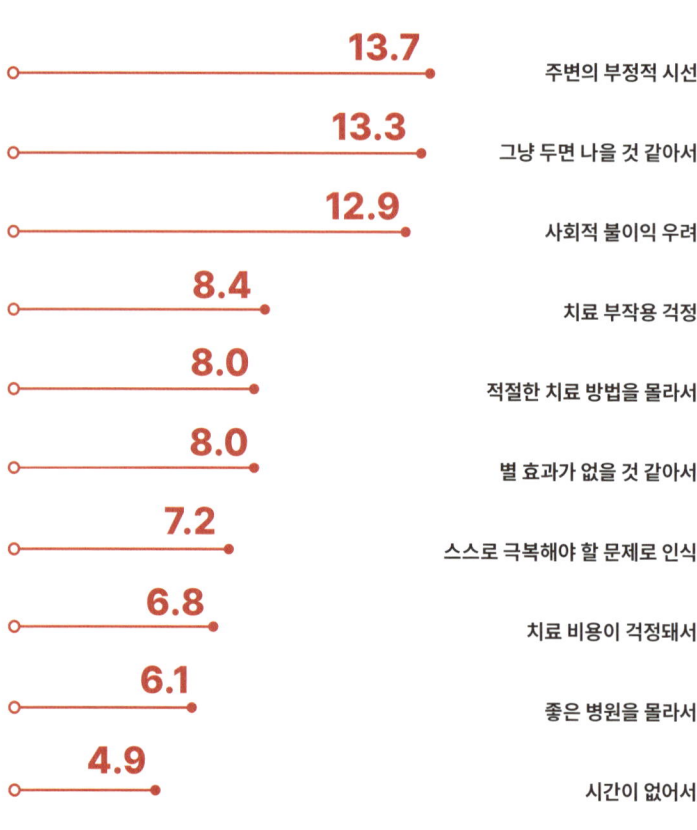

- 13.7 주변의 부정적 시선
- 13.3 그냥 두면 나을 것 같아서
- 12.9 사회적 불이익 우려
- 8.4 치료 부작용 걱정
- 8.0 적절한 치료 방법을 몰라서
- 8.0 별 효과가 없을 것 같아서
- 7.2 스스로 극복해야 할 문제로 인식
- 6.8 치료 비용이 걱정돼서
- 6.1 좋은 병원을 몰라서
- 4.9 시간이 없어서

건강보험심사평가원(2024년, 15~69세, 3000명 대상 조사)

MINDSET-CARE 정신 관리

나이 들면서 달라진 모습, 우울증일 수 있다

젊은 시절에는 주말에도 밖으로만 돌아 가족에게 원망의 소리를 듣던 사람인데 몇 년 전 은퇴한 뒤 점점 집돌이, 집순이로 변해 간다. 예전과 달리 밖에서 사람들을 만나는 것도 귀찮아하고, 소파에 누워 TV만 본다. 가족들도 나이가 들어 그런가 하고 대수롭지 않게 생각한다. 본인 역시 자신이 무기력하고 우울하게 변했다는 걸 느끼지만 어쩔 수 없다며 받아들인다. 그러나 외향적이던 사람이 무기력하고 만사가 귀찮은 듯 행동한다면 우울증을 의심해 볼 필요가 있다.

여기에 더해, 노년층의 우울증은 조금 다른 양상을 보인다. 물건을 어디 뒀는지 깜빡할 때가 많고, 방금 들은 말도 잘 기억하지 못한다. 멍한 표정을 짓기도 한다. 이쯤 되면 가족들은 혹시 치매가 아닌가 걱정한다. 막상 병원에서 검사를 받아보면 인지력에는 문제가 없는데, 뜻밖에 우울증 진단을 받는 경우가 꽤 많다.

CHAPTER.7

65세 이상 노인의 우울증은 우울한 기분뿐 아니라 집중력이 떨어지고 기억력이 나빠지는 등 인지기능 저하가 특징이다. 그래서 치매가 아닌데 치매처럼 보이기 쉽다. 노인 우울증을 '가성치매'라고 부르는 이유다. 우울증 치료를 받으면 치매와 유사한 증상이 자연스럽게 줄어든다. 나이를 탓하며 무심히 넘기거나 섣불리 치매로 단정 짓기보다 우울증이 아닌지 확인해 보는 것이 바람직하다.

다만, 치매가 아닌 우울증이라 다행이라고 안심해서는 안 된다. 우울증이 생기면 치매와 유사한 증상이 나타나기도 하지만, 실제로 치매 발병 위험을 높이기도 한다. 특히 노인 우울증은 치매 발병과 밀접한 관련이 있다. 우울증을 앓으면 뇌에서 독성을 유발하는 코르티솔을 분비하는데, 이 호르몬이 신경 퇴행성 변화를 유도해 치매 위험을 높인다. 우울증이 있으면 치매 발병 위험이 1.6~1.8배 높아진다고 하니 고령자에게는 우울증 관리가 곧 치매 관리인 셈이다.

반대로, 치매 때문에 우울증이 생기는 경우도 있다. 이를 '2차 우울증'이라 한다. 치매로 뇌가 손상되면 신경전달물질인 세로토닌 분비에 문제가 생기기 때문이다. 노년층에 발생하는 우울증은 젊을 때부터 앓던 우울증이 재발하거나 우울 성향이 있던 사람이 우울증 양상으로 나타나는 경우도 있다. 따라서 과거 병력이 있거나 내성적이고 우울한 성향의 사람이라면 자신의 감정을 특히 주의 깊게 살펴봐야 한다.

MINDSET-CARE 정신 관리

PHQ-9 Patient Health Questionnaire-9 체크리스트

지난 2주일 동안 다음 문제로 일상생활에 얼마나 자주 방해를 받았는지 체크해 보자.

0: 전혀 아니다   1: 며칠 동안   2: 일주일 이상   3: 거의 매일

항목	0	1	2	3
일이나 여가 활동을 하는 데 흥미를 느끼지 못한다.				
기분이 가라앉거나, 우울하거나, 희망이 없는 것 같다.				
잠들기 어렵거나 자주 깬다. 또는 잠을 너무 많이 잔다.				
피곤하다고 느끼거나 기운이 거의 없다.				
입맛이 없거나 과식을 한다.				
자신을 부정적으로 본다. 혹은 실패자라고 느끼거나 가족을 실망시켰다고 생각한다.				
신문이나 TV를 보는 등 일상적 행동에 집중하기 어렵다.				
다른 사람들이 눈치챌 정도로 평소보다 말과 행동이 느리다. 또는 평상시보다 안절부절못해 가만히 앉아 있을 수 없다.				
차라리 죽는 편이 낫다고 생각하거나 어떤 식으로든 자해를 하려고 한다.				

결과
0~4점 > 정상
5~9점 > 경미한 우울감. 일상생활에 지장을 줄 정도는 아님
10~14점 > 중간 정도 우울증. 의료진 등 전문가 상담 권장
15~19점 > 중증에 가까운 우울증. 약물 치료 필요
20~27점 > 중증 우울증. 즉각적 전문가 개입과 치료 필수

미국 컬럼비아대학교 정신과 교수인 로버트 스피처 등이 개발한 대표적 우울증 검사표, 1999

CHAPTER.7

우울증의 씨앗은 '외로움'

젊은 시절, 외로움이란 할 일 없는 사람이나 하는 한가한 소리라고 여겼다. 눈앞에 해야 할 일이 쌓여 있고, 챙겨야 할 가족이 있으니 하루하루 시간이 어떻게 가는지도 모르고 살았다. 그런데 50~60대가 되면 상황이 급변한다. 나이가 들수록 외롭다고 느껴지는 것. 친구나 가족과 사별하는 일이 생기고, 여기저기 아픈 곳이 많아지면서 예전과 확연히 달라진 자신을 실감한다. 이 시기 중년은 직장에서 은퇴하는 경우가 많고, 자식들이 독립하는 때이기도 하다. 자연스럽게 외로워질 수밖에 없는 환경이 된다. 그러다 보면 외로움이 우울감을 부르고, 우울감이 다시 외로움을 부추기는 악순환에 빠지기 쉬워진다.

어느 날부터 연락이 잘 되지 않고, 모임에서도 얼굴을 보기 어려워진다. 그럴 때 흔히 이렇게 말한다.

"OO씨, 우울증이라도 온 건가?"

MINDSET-CARE 정신 관리

우울증 환자의 가장 큰 특징은 사회적 접촉을 피하는 것이다. 우울한 기분이 지속되면 평소 좋아하던 일에도 흥미를 잃고, 사람들과 만나는 것도 시큰둥하다. 그러면서 점차 자신 안에 갇혀 고립된 시간을 보낸다. 우울감과 고립감은 동전의 양면과 다르지 않다. 우울증으로 사람들과 어울리는 것이 싫어지기도 하지만, 사회적 교류가 줄면서 우울증이 생기기도 한다.

코로나19 팬데믹 동안 사회적 모임과 신체 활동이 우울증에 어떤 영향을 미쳤는지 보여주는 흥미로운 연구 결과가 있다. 팬데믹 기간 사회적 모임이나 신체 활동이 주 1회 미만이던 성인에게서 우울증 증상이 크게 증가했다는 것이다.[3]

어떤 사람은 우울할 때 사람들과 거리를 두고 혼자만의 시간을 갖는 것이 정상적인 스트레스 반응이라고 말한다. 몸이 아플 때 활동을 줄이고 휴식을 취하듯, 우울할 때 사람들을 조금 멀리하며 회복의 시간을 갖는 것이라고. 하지만 정상적인 스트레스 대응 시스템이 이미 무너진 상태라면 혼자 지내는 시간이 회복이 아닌 증상 악화로 가는 길이 될 수 있다.

외로움이 우울증의 씨앗이 될 수 있다는 연구 결과도 있다. 삼성서울병원 정신건강의학과 연구팀은 2023년 '정신 건강의 날 기념 심포지엄'에서 외로움과 우울증, 사람 간 교류에 관한 연구 결과를 발표했다. 외로움을 느끼는 사람 중 우울증이 나타난 경우는 31%였으며, 외로움을 느끼지 않는 사람은 5%에 불과했다. 특히 사회적으로 고립된 상태에서 외로움까지 느끼는 경우 우울증 유병률은 70%에 달했다. 다시 말해, **사람들과 어울리지 못하면**

CHAPTER.7

외로움을 느끼고, 고립된 시간이 길어질수록 우울감에 빠지기 쉬워진다는 뜻이다.

외로움을 '사회적 감염병'이라고 표현한 유명한 의학용어도 있다. 미국 공중위생국장United States Surgeon General을 지낸 비벡 머시 Vivek H. Murthy 박사는 노년기 외로움이 초래하는 다양한 질환의 위험성을 '외로움의 전염병Epidemic of Loneliness'이라고 칭했다.[4] 실제로 **외로움은 심혈관질환, 당뇨, 비만, 간질환 등 30개 질환과 연관이 있음이 밝혀지는 등 건강에 악영향을 미친다는 사실이 수많은 연구를 통해 입증되었다.**[5], [6] 우울증이 있다면 사회적 접촉을 통해 뇌와 신체에 미치는 나쁜 영향을 줄여 나가는 것이 중요하다.

외로움은 사회적 스트레스의 일종으로, 몸에 심각한 악영향을 끼친다. 외로움이 만성화되면 인체의 스트레스 대응 시스템이 교란되면서 뇌, 심장, 폐, 근육 등 여러 부위에 염증이 발생할 수 있다. 이 때문에 온몸에 통증이 나타나고 면역 기능이 떨어져 병에 더 잘 걸리는 상태가 된다. 외로움은 단지 감정 문제를 넘어 신체 건강 전반에 상당한 영향을 미치는 중요한 문제라는 증거다.

---

3) Oh et al. (2024), "Associations between social gatherings, physical activity, and depressive symptoms among middle-aged and older adults during the COVID-19 pandemic"
4) Murthy (2023), "Our epidemic of loneliness and isolation: The U.S. Surgeon General's advisory on the healing effects of social connection and community"
5) Zhou et al. (2024), "Discrepancy between observational and genetic evidence for the association between loneliness and disease"
6) Kuiper et al. (2015), "Social relationships and risk of dementia: A systematic review and meta-analysis of longitudinal cohort studies"

MINDSET-CARE 정신 관리

외로움이 인지력을
떨어뜨린다

외로움을 방치하면 결국 우울증으로 발전할 수 있고, 반대로 우울증이 깊어지면 사회적 고립을 자초하게 된다. 우울증과 외로움, 사회적 고립이 악순환을 이루며 절망적 감정으로 빠져들면 자칫 돌이킬 수 없는 결과로 이어지기도 한다. 아무것도 하지 않으면 외로움은 더욱 깊어진다. 커뮤니티 활동에 참여해 새로운 사람을 만나고, 가족이나 친구와 연락을 자주 하려는 노력이 필요하다. 혼자 보내는 시간이 줄어들수록 우울증 예방에 큰 도움이 된다.

그런데 외로움이 심리적 문제를 넘어 치매와 연결될 수 있다는 사실을 아는가? 최근 펜실베이니아 주립대학교 건강노화센터 Penn State Center for Healthy Aging에서 흥미로운 논문을 발표했다. 요지는 이렇다.

"오늘 하루 외로움을 많이 느꼈다면, 내일 당신의 인지기능은 더 나빠진다."[7]

CHAPTER.7

혼자 사는 노인들의 인지기능이 다른 가족과 함께 사는 노인보다 떨어진다는 것은 여러 연구에서 어느 정도 밝혀졌다. 하지만 이번 연구가 주목받는 이유는 '단 하루'라는 짧은 시간에도 인지기능의 변화를 관찰했다는 데 있다. **외로움을 단 하루만 더 느꼈는데 그 즉시 인지력이 떨어진다는 결과는 매우 놀랍다.**

게다가 인지기능이 저하되면 외로움이 더 커진다는 사실도 밝혀졌다. 즉 외로움을 느끼면 인지력이 떨어지고, 인지력이 떨어지면 외로움은 더욱 깊어진다. 외로움을 느끼는 것 자체가 스트레스 요인이며, 이 스트레스가 인지기능 저하를 불러온다는 것이다.

물론 어느 하루 외롭다고 해서 인지력이 눈에 띄게 나빠지지는 않을 수 있다. 그러나 그렇게 만들어진 작은 변화가 쌓이고 지속된다면, 그 영향은 결코 무시할 수 없다. 외로움을 자각했다면 그 감정이 장기화되지 않도록 일찌감치 조치를 취해야 한다.

외출을 계획하고, 만날 사람들을 체크해 보자. 전화 통화할 친구, 친지, 이웃을 정리해 두는 것도 좋은 방법이다. 사람들과 의식적으로 교류하며 사는 것은 노년기의 인지적·정서적 건강을 지키는 데 무엇보다 중요하다.

---

7) Kang et al. (2024), "Short-term coupling associations between state loneliness and cognitive performance in daily life among older adults"

MINDSET-CARE 정신 관리

치매, 오늘 괜찮다고 내일도 괜찮을까?

나이 들수록 관절염이나 당뇨병보다 더 무서운 것이 치매다. '나에게만은 일어나지 않기를' 기도하지만 누구도 장담할 수 없다는 것 역시 잘 안다. 그래서 두려움만큼 걱정이 앞선다. '혹시 내가?' 가끔 한 번씩 가슴이 철렁 내려앉는 순간이 찾아온다.

냉장고 안에서 TV 리모컨을 발견하고, 아파트 공동 현관 앞에서 비밀번호가 생각나지 않아 당황한다. 누군가에게 전화를 걸고는 용건을 잊어 멍하게 있고, 반갑게 인사하는 사람이 누구인지 몰라 얼버무린다. 나만 그렇지 않다. 주변 사람 모두 "요즘 깜빡깜빡한다"고 말한다. 그러다 결국 이런 말로 귀결된다.

"이러다 치매 오는 거 아닌가 몰라."

중년이 되면 대부분 건망증이 심해졌다고 말한다. 일할 때 집중을 잘 못 하고, 적절한 단어가 빨리 떠오르지 않아 "어… 저기…" 하며 뜸을 들이기 일쑤다. 조기 치매가 아닌가 걱정되어 검

CHAPTER. 7

사를 해보지만, 대개 '이상 없음'이라는 결과를 받는다. 40~50대는 치매 검사에서 이상 소견이 나오는 경우가 거의 없다. 이 시기에는 기억력에 문제가 생겼다기보다는 일시적으로 주의 집중력이 떨어진 경우가 많다. 인생에서 할 일이 가장 많은 시기 아닌가? 회사 일, 집안일, 부모님 건강, 자녀 교육, 배우자 문제까지 뇌에 과부하가 걸리고도 남을 상황이다. 이럴 때는 '내가 요즘 스트레스를 많이 받고 있구나' 알아채고 자신의 상태를 점검해 보는 시간을 갖는 게 우선이다.

하지만 60대 이상이라면 조금 더 주의가 필요하다. 치매는 갑작스레 시작될 수도 있지만, 대부분 아무 전조 현상 없이 서서히 진행되기 때문이다. 치매와 관련한 인지기능 저하는 크게 세 단계로 나눌 수 있다.

1단계는 '주관적 인지기능 저하'로, 검사 결과는 정상이지만 본인이나 주변 사람들이 보기에 기억력이 예전 같지 않다고 느끼는 단계다.

2단계는 '경도 인지장애'로, 검사 결과 약간의 인지기능 저하가 확인된다.

3단계는 '치매'로, 뚜렷한 인지기능 저하와 함께 일상생활에 영향을 미치는 기능장애가 동반된다.

검사 결과가 정상이라도 완전히 안심할 수는 없다. 최근에는 주관적 인지기능 저하 단계에서도 치매 위험성이 높아질 수 있다고 판단한다. 특히 알츠하이머치매 초기에는 주로 기억력 저하 문제만 보이다 점차 다양한 증상이 나타나며 일상생활에 어려움을 겪게 된다. 문제는 알츠하이머병이 10~15년간 서서히 진행되다 비로소 '치매' 진단을 받게 된다는 점이다. 즉 검사 결과는 당장 인지기능이 정상이라고 해도 치매가 이미 진행 중일 수 있다는 것이다.

물론 주관적 인지기능 저하가 모두 치매로 발전하는 것은 아니다. 그러나 약 20~30%에서는 알츠하이머치매가 발견되는 만큼 65세 이상인데 기억력 감소가 지속된다고 느낀다면 정기검진이 필요하다.

CHAPTER.7

돌이킬 수 없다면
빨리 알아차리는 것이 최선

보건복지부가 발표한 '2023년 치매 역학조사'에 따르면, 65세 이상 인구 열 명 중 한 명이 치매 환자로 나타났다. 치매로 발전할 위험이 높은 경도 인지장애 환자는 28.42%로, 열 명 중 세 명에 달한다. 건강보험심사평가원의 통계를 보면, 경도 인지장애로 진료받은 환자 수는 2013년 8만5140명에서 2023년 32만4900여 명으로 10년 새 약 네 배나 증가했다.

'생활하는 데 크게 불편하지는 않으니까', '이 나이에 이 정도면 정상이지', '치매는 약도 없다는데 뭘 할 수 있겠어?' 경도 인지장애 진단을 받고도 아무 조치를 하지 않는 사람이 많다. 그러나 지금 싸워야 할 대상은 앞으로 닥칠지도 모르는 '치매'다. 현대 의학으로는 아직 퇴행성 뇌질환인 알츠하이머치매를 완전히 치료할 방법이 없다. 가장 효과적인 것은 '조기 발견'과 '초기 대응'뿐이다.

주관적 인지기능 저하 단계는 검사상 이상이 나타나지 않기 때문에 무심히 지나치기 쉽다. 하지만 기억력 저하를 느낀다면 망설이지 말고 바로 관리를 시작해야 한다. 더욱이 객관적 결과상 약간의 인지기능 저하가 발견되는 경도 인지장애라면 뇌 건강에 더욱 신경 써야 한다.

치매는 갑자기 닥치는 불행이 아니다. 외상성 치매나 뇌졸중으로 인한 혈관성 치매는 진행 속도가 빠르지만, 전체 치매의 70% 이상을 차지하는 알츠하이머병은 수년에 걸쳐 증상이 서서히 나타난다. 이 때문에 진단 시점에는 상당히 진행된 경우가 많다.

뇌 건강관리는 지금 당장을 위해서가 아니라 10년 후 삶을 위한 '예방 투자'다. 치매가 시작되고 나면 때는 이미 너무 늦다.

알츠하이머치매 환자 연도별 추이

(단위: 명, 년)

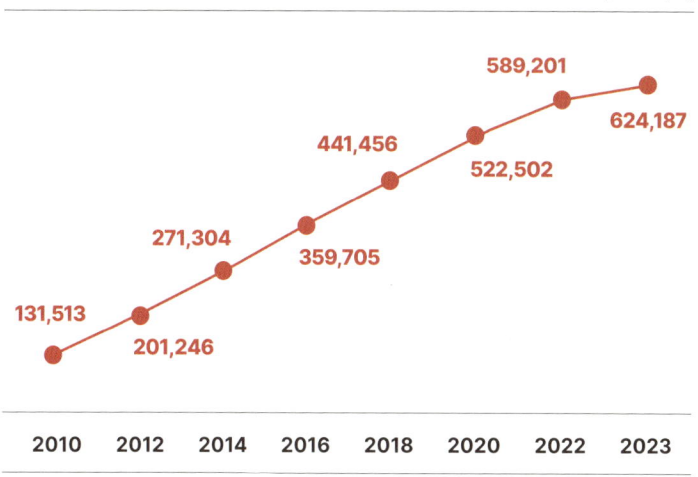

건강보험심사평가원

CHAPTER.7

모든 것은 스트레스에서 시작된다

"시집살이가 심했어요."
"아버지가 속을 많이 썩였어요."
"한평생 한이 많으신 분이에요."

치매 어르신을 보며 자식들이 안쓰럽다는 듯 말한다. 이 모든 게 평생 혼자 화를 삭이며 살아온 결과라고. 우리나라에는 다른 나라에서는 보기 드문, 매우 독특하면서도 흔한 정신질환이 있다. 바로 '화병'이다. 우울증의 한 형태로, 오랜 기간 억울함과 분노를 억누르며 살아온 결과 생기는 병이다. 화병은 높은 수준의 스트레스가 장기적으로 이어져 만성화된 것으로, 치매 위험을 증가시킨다. 결국 스트레스가 문제다.

스트레스는 기억력을 감퇴시키는 주원인 중 하나다. 우리 몸은 스트레스를 받으면 다양한 호르몬을 분비해 즉각적으로 대처하는데, 그중 대표적인 스트레스 호르몬이 코르티솔이다. 코르티솔은 원래 스트레스 상황에 대처할 수 있도록 돕는 중요한 역할을 하지만 스트레스가 장기화되면 문제가 발생한다. 치매 유발 물질인 '아밀로이드베타' 생산을 자극하고, 뇌 속 기억력과 연관된 영역인 해마를 손상시켜 치매 위험을 높인다. 실제로 만성 스트레스 노출자가 일반인에 비해 치매에 걸릴 위험이 더 높다는 연구 결과도 있다. 해당 논문에서는 스트레스 강도가 높을수록 치매 위험도 비례해 증가한다고 분석하며 스트레스 관리의 중요성을 강조했다.[8]

스트레스 관리를 잘하는 것이 몸과 정신을 건강하게 유지하는 첫걸음이라는 사실을 잊어서는 안 된다. 예를 들어, 당뇨나 관절염을 오래 앓은 사람을 보면 시간이 지날수록 성격이 예민하고 우울해지는 경우가 많다. 오로지 혈당 관리라는 목적을 달성하기 위해 음식이나 운동 등 삶의 많은 부분에 제한을 받으니 사람을 만나는 것도 싫고, 우울한 기분이 드는 것은 당연하다. 관절염도 마찬가지다. 가만히 있어도 아프고, 움직여도 아프고, 잘 때도 통증 때문에 숙면을 취하기 어렵다면 이 역시 삶이 즐거울 수 없다. 이런 상황이 되면 자신의 몸을 돌볼 여유조차 없어진다. 결국 몸이 아프니 마음이 무너지고, 마음이 무너지니 몸이 더 아파지는 식이다.

정신이 건강해야 신체 건강을 유지할 수 있다. 정신이 아픈데 잘 먹고, 잘 자고, 잘 쉬는 것이 가능할까? 마음이 괴로우면 몸도 아프고, 몸이 아프면 마음도 괴롭다. 정신 건강은 단지 정신과적 문제에 그치지 않는다. 신체적으로 다양한 질환을 일으킬

CHAPTER.7

수 있다.

반대로 생각하면 정신 건강을 잘 관리하면 신체 건강에도 긍정적 효과가 있다. 우울하거나 비관적인 마음에서 벗어나 긍정적인 태도로 생활하다 보면 혹여 질병이 생겨도 문제없이 살 수 있고, 나아가 더 건강해지는 계기가 될 수 있다.

---

8) Kim et al. (2023), "Association between stress-related disorders and the risk of dementia: A nationwide population-based cohort study"

7-Habit Summary

Mindset
마음이 몸을 지킨다

정신 관리, 왜 중요한가?

우리나라는 OECD 국가 중 우울증 유병률, 자살률 1위 국가다.

우울증과 치매는 영향을 주고받으며 서로 발생 위험을 높인다.

외로움은 우울증, 심혈관질환, 당뇨, 간질환 등 30여 개 질환의 발병률을 높인다.

외로움을 단 하루만 느껴도 그 즉시 인지력이 떨어진다.

정신 건강은 신체적으로 다양한 질환과 연결되어 있다.

오늘부터 실천

우울증이 의심되면 병원 진료로 조기 대응

커뮤니티 활동에 참여해 새로운 사람을 사귀며 정서적 연결 유지

가족이나 친구와 연락 자주하며 고립감 해소

65세 이상, 인지 저하가 느껴지면 주기적으로 치매 검사 받기

오늘 하루도 감사한 일 한 가지를 떠올리며 긍정적으로 마무리하기

Epilogue

맺는 글

뭔가 달라졌는데?
큰 병은 작은 변화에서 시작된다

척추, 운동, 휴식, 뷰티, 순환, 에너지, 정신. 이 일곱 가지 웰니스 습관을 아무리 잘 지켜도 정작 몸의 변화를 알아채지 못하면 아무 의미 없다. 꾸준히 운동하고, 잘 자고, 규칙적으로 생활해도 어느 날 병원에서 청천벽력 같은 말을 듣게 되는 이유다. '건강관리'의 완성은 좋은 습관에서 시작된다. 지금 몸이 어떤 상태인지 예민하게 감지하는 감각이야말로 진짜 건강을 지키는 마지막 퍼즐이다.

"왜 살이 빠진 거지?"

"요즘 부쩍 피곤하네."

이러한 사소한 몸의 변화를 그냥 지나치면 안 된다. 2024년 미국 의사협회 학술지 <자마 네트워크 오픈[JAMA Network Open]>에 실린 대규모 코호트 연구에 따르면 원인불명의 체중감소는 암의 조기 신호일 수 있으며, 갑작스럽게 체중이 감소된 사람은 그렇지 않은 사람보다 1년 안에 암 진단을 받을 위험이 최대 두 배 이상 높게 나타났다.[1] 암뿐이 아니다. 수축기혈압이 평균보다 5mmHg만 올라가도 심혈관질환으로 사망할 확률이 높아진다는 연구 결과가 있다.[2] 따라서 정기적으로 측정·관리하는 것은 물론, 작은 수치 변화에도 주의를 기울여야 한다.

건강은 뚜렷한 증상이 생기고 나서 대응하면 너무 늦다. 변화는 아주 조용히 시작된다. 그리고 몸은 그 변화를 반드시 '신호'로 보낸다. 문제는 많은 사람이 신호를 알아채지 못하거나, '괜찮겠지' 하며 무시한다는 점이다. 진짜 건강관리는 병이 찾아오기 전에 시작해야 한다.

자주 체크해야 할 몸의 핵심 지표

"요즘 혈압이 10~12mmHg씩 높게 나오네."
"근육량은 3kg 줄었는데, 허리둘레가 5cm 늘었네."

건강을 지키고 싶다면 먼저 '몸 상태'를 알아야 한다. 첫걸음은 '숫자로 내 몸을 확인하는 습관'이다. 정기적으로 허리둘레를 재고, 인바디를 통해 체질량지수와 근육량을 측정하며, 혈압·혈당·스트레스 지수 등을 점검해야 한다. 지금 내 몸에 무슨 일이 일어나고 있는지 정확한 수치로 알게 되면 스스로 변화하려고 노력하기 마련이며, 이러한 자각이 밥 한 숟가락 덜 먹게 하고 엘리

EPILOGUE

베이터가 아닌 계단을 오르게 한다.

다음은 건강을 위협하는 주요 수치다. 만약 이 범위를 벗어난다면 몸 상태에 관심을 가질 필요가 있다.

지표	정상 범위	주의해야 할 수치 변화
체질량지수(BMI)	18.5~22.9	갑작스러운 체중감소 또는 체중증가
허리둘레	남성 90cm 여성 85cm	기준 이상이면 복부비만
혈압	120/80mmHg 이하	130/85mmHg 이상이면 고혈압 전 단계
공복혈당	70~99mg/dL	100~125mg/dL: 전당뇨 단계 126mg/dL 이상: 당뇨
스트레스 지수 (HRV 등)	60~100 이상 (심박 변이도 기준)	50 이하로 떨어지면 만성 스트레스 상태
근육량	체중의 30~40%	빠르게 감소 시 대사질환 위험 증가

이 수치를 벗어난다면 몸이 위험신호를 보내는 것이다. 만약 스트레스 지수가 낮고 복부지방이 늘었다면, 이는 단순한 피로가 아닌 고혈압·당뇨·심장병의 전조 증상일 수 있다. 체크하지 않으면 무관심이 되고, 무관심은 병으로 이어지기 마련이다.

특히 중요한 점은 단순히 '정상'인지 '비정상'인지 나누는 게 아니라 그 중간지점인 '전 단계'를 빨리 알아채는 것이다. 예를 들어 전당뇨 단계에서 생활 습관을 바꾸면 당뇨를 막을 수 있지만, 이

맺는 글

신호를 놓치면 당뇨로 진행되어 약을 먹어야 할 확률이 3~5배 높아진다. 작은 변화 또는 아주 사소한 수치가 건강을 바꿔놓을 수 있다. 지금 옆에 건강 상태를 확인하는 기기가 있다면 바로 체크해 보자. 건강관리는 이렇듯 간단하게 시작할 수 있다.

건강검진은 1년에 한 번?

건강은 1년 단위가 아니라 하루하루 변한다. 사람들은 대부분 건강검진을 '연례행사'로 여긴다. 1년에 한 번 시간에 쫓기듯 검진을 받은 후 '이상 없다'는 소견에 안심하며 다시 1년을 보낸다. 하지만 그렇게 안심하다 어느 날 갑자기 큰 병이 찾아올 수 있다. 몸은 하루하루 다르다. 1년에 한 번 하는 건강검진으로 중요한 변화를 놓치지 않을 자신이 있는가?

건강은 '정기점검'으로 관리하는 자동차가 아니다. 자동차는 엔진 경고등만 켜져도 바로 정비소로 달려가면서 정작 몸에 관해서는 어떤가. 아무리 피곤해도, 속이 쓰려도, 혈압이 올라가도 '요즘 스트레스가 많아서 그렇겠지' 하며 무시하는 사람이 많다.

진짜 위험한 순간은 발병한 후가 아니라 병이 생기기 직전에 시작되는 작은 틈이다. 그 작은 전조 증상을 놓치는 순간 돌이킬 수 없는 결과를 맞이할 수 있다.

혈압이 경계선인 데다 혈당이 살짝 오르고, 체중이 조금 늘었을 뿐인가? 몸의 작은 변화가 1년 후 큰 병으로 돌아올 수 있다

EPILOGUE

는 것을 잊지 말자. 실제로 대부분의 만성질환은 이미 전 단계에서 오랜 시간 신호를 보낸다. 한국보건사회연구원 보고서에 따르면, 당뇨병 환자의 41%는 첫 진단을 받을 때 이미 합병증이 진행된 상태라고 한다. 이유는 단순하다. '나는 멀쩡한 줄 알았다'는 방심 때문이다. 간 수치가 조금씩 오르고, 혈당이 경계선을 넘었다가 다시 돌아오는 일이 반복되는 사이에 큰 병으로 자라는 것이다. 그러다 뒤늦게 병원을 찾으면 "왜 이제 오셨어요?"라는 말을 듣게 된다.

미국 질병통제예방센터[CDC]는 최소한 분기별로 혈압, 혈당, 체중, 활동량 등을 체크할 것을 권장한다. 매주 수치를 체크하고, 한 달에 한 번 정리하며, 3개월에 한 번 전문가와 상담하는 것이 좋다. 정기적 체크는 단순한 검진이 아니라 몸의 신호를 감지하기 위한 습관으로 자리 잡아야 한다.

건강을 '유지'하는 사람들의 공통점은 병원을 자주 찾기보다는 평소 스스로 관리한다는 점이다. 병원에서 말해 주는 '괜찮습니다'가 아니라 스스로 몸에 묻고, 몸이 '괜찮다'고 대답할 수 있는 상태를 만드는 것이 진짜 건강관리다. 내 몸에 대한 오늘의 관심이 내일의 건강을 지켜준다는 점을 꼭 기억하자.

1) Wang et al. (2024), "Cancer diagnoses after recent weight loss"
2) Brunström & Carlberg (2017), "Systolic blood pressure reduction and risk of cardiovascular disease and mortality: A systematic review and network meta-analysis"

참고 문헌

CHAPTER.1 척추 관리

자율신경 이상 증상 체크리스트
- Bankenahally, R., & Krovvidi, H. (2016). Autonomic nervous system: Anatomy, physiology, and clinical applications. BJA Education, 16(11), 381–387.
- Goldstein, D. S., Robertson, D., Esler, M., Straus, S. E., & Eisenhofer, G. (2002). Dysautonomias: Clinical disorders of the autonomic nervous system. Annals of Internal Medicine, 137(9), 753–763.
- Hilz, M. J., & Dütsch, M. (2006). Quantitative studies of autonomic function. Muscle & Nerve, 33(1), 6–20.

척추 건강
- Cook, G., Burton, L., Hoogenboom, B., & Voight, M. (2014). Functional movement screening: The use of fundamental movements as an assessment of function—Part 1. International Journal of Sports Physical Therapy, 9(3), 396–409.
- Deyo, R. A., & Weinstein, J. N. (2001). Low back pain. New England Journal of Medicine, 344(5), 363–370.
- Hansraj, K. K. (2014). Assessment of stresses in the cervical spine caused by posture and position of the head. Surgical Technology International, 25, 277–279.
- Kjaer, P., Leboeuf-Yde, C., Korsholm, L., & Kent, P. (2005). Magnetic resonance imaging and low back pain. Spine, 30(10), 1173–1180.
- Magee, D. J. (2014). Orthopedic physical assessment (6th ed.). Elsevier Health Sciences.
- McGill, S. M. (2007). Low back disorders: Evidence-based prevention and rehabilitation (2nd ed.). Human Kinetics.

배수혈과 장기의 연관성
- Hwang, M. S. (2016). A study on the mechanism of internal organ treatment through back-shu points. Korean Journal of Acupuncture, 33(3), 95–101.
- Kim, J. Y., Kim, S. H., & Lee, H. J. (2007). Establishment of key treatment point information focusing on back-shu points. Korean Journal of Acupuncture, 24(3), 47–54.
- Langevin, H. M., & Yandow, J. A. (2002). Relationship of acupuncture points and meridians to connective tissue planes. The Anatomical Record, 269(6), 257–265.

신경 압박과 척추 교정
- Cooperstein, R., & Gleberzon, B. J. (2004). Technique systems in chiropractic. Churchill Livingstone.
- Lau, H. M., Chiu, T. T., & Lam, T. H. (2011). The effectiveness of thoracic manipulation on patients with chronic mechanical neck pain: A randomized controlled trial. Manual Therapy, 16(2), 141–147.
- Rubinstein, S. M., van Middelkoop, M., Assendelft, W. J., de Boer, M. R., & van Tulder, M. W. (2012). Spinal manipulative therapy for chronic low-back pain. Cochrane Database of Systematic Reviews,

2012(9), CD008112.

뇌척수액 흐름 활성화

• Iliff, J. J., Wang, M., Liao, Y., Plogg, B. A., Peng, W., Gundersen, G. A., ... & Nedergaard, M. (2012). A paravascular pathway facilitates CSF flow through the brain parenchyma and the clearance of interstitial solutes, including amyloid β. Science Translational Medicine, 4(147), 147ra111.

• Whedon, J. M., & Glassey, D. (2009). Cerebrospinal fluid stasis and its clinical significance. Alternative Therapies in Health and Medicine, 15(3), 54–60.

• Xie, L., Kang, H., Xu, Q., Chen, M. J., Liao, Y., Thiyagarajan, M., ... & Nedergaard, M. (2013). Sleep drives metabolite clearance from the adult brain. Science, 342(6156), 373–377.

CHAPTER.2 운동 관리

비만 관련 연구

• Adams, K. F., Schatzkin, A., Harris, T. B., Kipnis, V., Mouw, T., Ballard-Barbash, R., ... & Leitzmann, M. F. (2006). Overweight, obesity, and mortality in a large prospective cohort of persons 50 to 71 years old. New England Journal of Medicine, 355(8), 763–778.

• Berrington de Gonzalez, A., Hartge, P., Cerhan, J. R., Flint, A. J., Hannan, L., MacInnis, R. J., ... & Thun, M. J. (2010). Body-mass index and mortality among 1.46 million white adults. New England Journal of Medicine, 363(23), 2211–2219.

• Flegal, K. M., Kit, B. K., Orpana, H., & Graubard, B. I. (2013). Association of all-cause mortality with overweight and obesity using standard body mass index categories: A systematic review and meta-analysis. JAMA, 309(1), 71–82.

• Ng, M., Fleming, T., Robinson, M., Thomson, B., Graetz, N., Margono, C., ... & Murray, C. J. L. (2014). Global, regional, and national prevalence of overweight and obesity in children and adults during 1980–2013: A systematic analysis for the Global Burden of Disease Study 2013. The Lancet, 384(9945), 766–781.

복부비만과 건강 위험 연구

• Folsom, A. R., Kushi, L. H., Anderson, K. E., Mink, P. J., Olson, J. E., Hong, C. P., ... & Sellers, T. A. (2000). Associations of body size and body fat distribution with coronary heart disease incidence in postmenopausal women. American Journal of Epidemiology, 151(12), 1137–1146.

• Jacobs, E. J., Newton, C. C., Wang, Y., Patel, A. V., McCullough, M. L., Campbell, P. T., ... & Gapstur, S. M. (2010). Waist circumference and all-cause mortality in a large US cohort. Archives of Internal Medicine, 170(15), 1293–1301.

• Pischon, T., Boeing, H., Hoffmann, K., Bergmann, M., Schulze, M. B., Overvad, K., ... & Riboli, E. (2008). General and abdominal adiposity and risk of death in Europe. New England Journal of Medicine, 359(20), 2105–2120.

• Zhang, C., Rexrode, K. M., Van Dam, R. M., Li, T. Y., & Hu, F. B. (2008). Abdominal obesity and the risk of all-cause, cardiovascular, and cancer mortality: Sixteen years of follow-up in US women. Circulation, 117(13), 1658–1667.

참 고 문 헌

근육 감소와 노화 연구
• Baumgartner, R. N., Koehler, K. M., Gallagher, D., Romero, L., Heymsfield, S. B., Ross, R. R., ... & Garry, P. J. (1998). Epidemiology of sarcopenia among the elderly in New Mexico. American Journal of Epidemiology, 147(8), 755–763.
• Cruz-Jentoft, A. J., Baeyens, J. P., Bauer, J. M., Boirie, Y., Cederholm, T., Landi, F., ... & Michel, J. P. (2010). Sarcopenia: European consensus on definition and diagnosis. Age and Ageing, 39(4), 412–423.
• Fielding, R. A., Vellas, B., Evans, W. J., Bhasin, S., Morley, J. E., Newman, A. B., ... & Zamboni, M. (2011). Sarcopenia: An undiagnosed condition in older adults. Current consensus definition: Prevalence, etiology, and consequences. International Working Group on Sarcopenia. Journal of the American Medical Directors Association, 12(4), 249–256.

운동 관련 연구
• Cruz-Jentoft, A. J., Bahat, G., Bauer, J., Boirie, Y., Bruyère, O., Cederholm, T., ... & Schols, J. M. G. A. (2019). Sarcopenia: Revised European consensus on definition and diagnosis. Age and Ageing, 48(1), 16–31.
• García-Hermoso, A., Cavero-Redondo, I., Ramírez-Vélez, R., Ruiz, J. R., Ortega, F. B., Lee, D.-C., & Martínez-Vizcaíno, V. (2020). Muscular strength as a predictor of all-cause mortality in apparently healthy population: A systematic review and meta-analysis of data from approximately 2 million men and women. British Journal of Sports Medicine, 54(14), 879–887.
• Kim, J. H., Lim, S., Choi, S. H., Kim, K. M., Yoon, J. W., Kim, K. W., ... & Kritchevsky, S. (2014). Sarcopenia: An independent predictor of mortality in community-dwelling older Korean men. Journals of Gerontology Series A: Biomedical Sciences and Medical Sciences, 69(10), 1244–1252.
• Legrand, D., Vaes, B., Matheï, C., Swine, C., & Degryse, J. M. (2014). The association of muscle strength with mortality: A systematic review and meta-analysis of prospective cohort studies. Journal of the American Medical Directors Association, 15(10), 802–810.
• Srikanthan, P., & Karlamangla, A. S. (2014). Muscle mass index as a predictor of longevity in older adults. The American Journal of Medicine, 127(6), 547–553.e1.
• Tanaka, H., & Abo, M. (2013). Slow jogging: Lose weight, stay healthy, and have fun with science-based, natural running. Skyhorse Publishing.

허벅지근육과 평균수명 간 상관관계
• Kwon, Y., Jang, S. Y., Park, S. H., Kim, Y., & Kim, Y. S. (2021). Lean mass and mortality: A systematic review and meta-analysis of prospective studies. Clinical Nutrition, 40(9), 5079–5088.
• Newman, A. B., Kupelian, V., Visser, M., Simonsick, E. M., Goodpaster, B. H., Nevitt, M., ... & Harris, T. B. (2006). Strength, but not muscle mass, is associated with mortality in the Health, Aging and Body Composition Study cohort. Journal of the American Geriatrics Society, 54(1), 48–56.
• Rantanen, T., Guralnik, J. M., Foley, D., Masaki, K., Leveille, S., Curb, J. D., & White, L. (2003). Midlife hand grip strength as a predictor of old age disability. Journal of the American Medical Association, 281(6), 558–560.
• Samuel, D., Rowe, P. J., Hood, V. J., & Nicol, A. C. (2017). The relationship between muscle strength and muscle mass in older men and women. Brazilian Journal of Geriatrics and Gerontology, 20(1), 38–46.

REFERENCE

CHAPTER.3 휴식 관리

수면과 건강의 연관성
- Chen, J. C., Espeland, M. A., Brunner, R. L., Lovato, L. C., & Others. (2016). Sleep duration, cognitive decline, and dementia risk in older women. Alzheimer's & Dementia, 12(9), 981–989.
- Cohen, S., Doyle, W. J., Alper, C. M., Janicki-Deverts, D., & Turner, R. B. (2009). Sleep habits and susceptibility to the common cold. Archives of Internal Medicine, 169(1), 62–67.
- Hirshkowitz, M., Whiton, K., Albert, S. M., Alessi, C., Bruni, O., DonCarlos, L., ... & Adams Hillard, P. J. (2015). National Sleep Foundation's sleep time duration recommendations: Methodology and results summary. Sleep Health, 1(1), 40–43.
- Li, J., Cao, D., Huang, Y., Chen, Z., Wang, R., Dong, Q., & Others. (2022). Sleep duration and health outcomes: An umbrella review. Sleep and Breathing, 26, 1281–1292.
- National Sleep Foundation. (2015). National Sleep Foundation Recommends New Sleep Times.
- OECD. (2021). Gender Data Portal 2021: Time Use Across World.
- Winer, J. R., Deters, K. D., Kennedy, G., & Others. (2021). Association of short and long sleep duration with amyloid-β burden and cognition in aging. JAMA Neurology, 78(7), 803–811.
- Yaffe, K., Falvey, C. M., & Hoang, T. (2014). Connections between sleep and cognition in older adults. The Lancet Neurology, 13(10), 1017–1028.
- Zhong, Q. Q., Gelaye, B., Sanchez, S. E., Williams, M. A., & Cripe, L. D. (2015). Association between sleep duration and blood pressure among peruvian adults. Journal of Clinical Hypertension, 21(9), 1368–1374.

수면 부족과 인지기능 저하의 상관관계
- Bubu, O. M., Brannick, M., Mortimer, J., & Others. (2017). Sleep, cognitive impairment, and Alzheimer's disease: A systematic review and meta-analysis. Sleep, 40(1).
- Guarnieri, B., & Sorbi, S. (2015). Sleep and cognitive decline: A strong bidirectional relationship. European Neurology, 74(1–2), 43–48.
- Scammell, T. E., Arrigoni, E., Basheer, R., Chou, T. C., McCarley, R. W., Saper, C. B., ... & Brown, R. E. (2022). Age-related changes in sleep across the lifespan: A global meta-analysis. Nature Communications, 13(1), Article 6417.
- Wennberg, A. M. V., Wu, M. N., Rosenberg, P. B., & Others. (2017). Sleep disturbance, cognitive decline, and dementia: A review. Seminars in Neurology, 37(5), 547–557.

수면과 신체 건강의 상관관계
- Gangwisch, J. E., Malaspina, D., Boden-Albala, B., & Heymsfield, S. B. (2005). Inadequate sleep as a risk factor for obesity: Analyses of the NHANES I. Sleep, 28(10), 1289–1296.
- Garbarino, S., Lanteri, P., Bragazzi, N. L., & Others. (2021). Role of sleep deprivation in immune-related disease risk and outcomes. Communications Biology, 4(1), 1–17.
- Mattis, J., & Sehgal, A. (2016). Circadian rhythms, sleep, and disorders of aging. Trends in Endocrinology & Metabolism, 27(9), 655–666.
- Sun, X. H., Ma, T., Yao, S., Chen, Z. K., Xu, W. D., Jiang, X. Y., & Others. (2020). Associations of sleep quality and sleep duration with frailty and pre-frailty in an elderly population: Rugao longevity and aging study. BMC Geriatrics, 20(1), 1–9.

참 고 문 헌

• Van Dongen, M. C. J. M., Wijckmans-Duysens, N. E. G., den Biggelaar, L. J., Savelkoul, P. H. M., & Kromhout, D. (2016). Long and short sleep duration and risk of type 2 diabetes: A prospective cohort study in the Netherlands. Sleep Health, 2(1), 59–65.

수면과 정신 건강의 상관관계

• Casagrande, M., Forte, G., Favieri, F., & Corbo, I. (2022). Sleep quality and aging: A systematic review on healthy older people, mild cognitive impairment, and Alzheimer's disease. International Journal of Environmental Research and Public Health, 19(13), 7744.
• Jansson-Fröjmark, M., & Lindblom, K. (2008). A bidirectional relationship between anxiety and depression, and insomnia? A prospective study in the general population. Journal of Psychosomatic Research, 64(4), 443–449.
• Landry, G. J., & Liu-Ambrose, T. (2014). Buying time: A rationale for examining the use of circadian rhythm and sleep interventions to delay progression of mild cognitive impairment to Alzheimer's disease. Frontiers in Aging Neuroscience, 6, 266.

CHAPTER.4 뷰티 관리

외모와 건강의 연관성

• Christensen, K., Thinggaard, M., McGue, M., Rexbye, H., Hjelmborg, J. V., Aviv, A., ... & Vaupel, J. W. (2009). Perceived age as clinically useful biomarker of ageing: Cohort study. BMJ, 339, b5262.
• Foo, Y. Z., Rhodes, G., & Simmons, L. W. (2017). The relationship between health and mating success in humans. Philosophical Transactions of the Royal Society B: Biological Sciences, 372(1729), 20160336.
• Henderson, A. J., Holzleitner, I. J., Talamas, S. N., & Perrett, D. I. (2016). Perceived health from facial cues predicts longevity. Health Psychology Open, 3(1), 2055102916642421.
• Jones, B. C., Little, A. C., Boothroyd, L., DeBruine, L. M., Feinberg, D. R., Law Smith, M. J., ... & Perrett, D. I. (2005). Women's physical and psychological condition independently predict their facial attractiveness. Proceedings of the Royal Society B: Biological Sciences, 272(1570), 347–354.
• Jones, B. C., Little, A. C., Burt, D. M., & Perrett, D. I. (2004). More than just a pretty face: The relationship between immune function and perceived facial attractiveness. Proceedings of the Royal Society B: Biological Sciences, 271(Suppl 6), S270–S272.
• Lieberz, K., et al. (2022). More than just a pretty face? The relationship between immune function and perceived facial attractiveness. Proceedings of the Royal Society B: Biological Sciences, 289(1973), 20220077.
• Zebrowitz, L. A., & Montepare, J. M. (2005). Appearance does matter. Current Directions in Psychological Science, 14(5), 202–206.

외모와 뇌 건강의 연관성

• Cole, J. H., & Franke, K. (2017). Predicting age using neuroimaging: Innovative brain ageing biomarkers. Trends in Neurosciences, 40(12), 681–690.
• Fan, F., Shi, C., Yang, Y., Chen, S., Yu, Y., Sun, H., ... & Jiang, X. (2024). Facial aging, cognitive impairment, and dementia risk: A 12.3-year longitudinal analysis. Alzheimer's Research & Therapy, 16(1), 24.

REFERENCE

- Luo, Y., Ren, X., Chen, X., Zhang, Z., & Wang, Y. (2024). Facial aging, cognitive impairment, and dementia risk: A prospective cohort study. Alzheimer's Research & Therapy, 16(1), 7.
- Narushima, K., Kosaka, H., Okazawa, H., et al. (2010). The ventromedial prefrontal cortex and emotional regulation: Functional connectivity and structural basis. Brain and Behavior, 1(1), 7–22.

자기 인식, 생활 습관과 외모의 연관성
- Kiecolt-Glaser, J. K., McGuire, L., Robles, T. F., & Glaser, R. (2002). Emotions, morbidity, and mortality: New perspectives from psychoneuroimmunology. Annual Review of Psychology, 53(1), 83–107.
- Levy, B. R. (2009). Stereotype embodiment: A psychosocial approach to aging. Current Directions in Psychological Science, 18(6), 332–336.
- Slominski, A. T., Zmijewski, M. A., & Paus, R. (2013). Melatonin and human skin aging: A review of its functions and therapeutic applications. Journal of Investigative Dermatology, 133(4), 716–724.
- Stephan, Y., Sutin, A. R., Luchetti, M., & Terracciano, A. (2018). Feeling older and risk of hospitalization: Evidence from three longitudinal cohorts. Health Psychology, 37(10), 959–967.

척추와 외모의 상관관계
- Guan, B., Fan, Y., & Yu, Z. (2021). Cervical spine alignment and facial aesthetics: An overlooked connection. Clinical Interventions in Aging, 16, 1237–1245.

CHAPTER.5 순환 관리

순환계 질환 일반 및 통계
- American Heart Association. (2019). Heart disease and stroke statistics—2019 update: A report from the American Heart Association. Circulation, 139(10), e56–e528.
- Benjamin, E. J., Muntner, P., Alonso, A., Bittencourt, M. S., Callaway, C. W., Carson, A. P., ... & Virani, S. S. (2019). Heart disease and stroke statistics—2019 update: A report from the American Heart Association. Circulation, 139(10), e56–e528.
- Health Insurance Review and Assessment Service. (2024). 2023년 진료비 통계지표.
- Mendis, S., Puska, P., & Norrving, B. (2011). Global atlas on cardiovascular disease prevention and control (p.19). World Health Organization.
- NCD Risk Factor Collaboration (NCD-RisC). (2017). Worldwide trends in blood pressure from 1975 to 2015: A pooled analysis of 1479 population-based measurement studies with 19.1 million participants. The Lancet, 389(10064), 37–55.

고지혈증 및 이상지질혈증
- Grundy, S. M., Stone, N. J., Bailey, A. L., Beam, C., Birtcher, K. K., Blumenthal, R. S., ... & Yeboah, J. (2018). 2018 AHA/ACC guideline on the management of blood cholesterol. Circulation, 139(25), e1082–e1143.

고혈압
- Williams, B., Mancia, G., Spiering, W., Agabiti Rosei, E., Azizi, M., Burnier, M., ... & Dominiczak, A. F. (2018). 2018 ESC/ESH Guidelines for the management of arterial hypertension. Journal of

참 고 문 헌

Hypertension, 36(10), 1953-2041.

고혈당 및 당뇨병
• American Diabetes Association. (2023). Cardiovascular disease and risk management: Standards of medical care in diabetes—2023. Diabetes Care, 46(Supplement_1), S158-S176.
• Yoon, K.-H., Lee, J.-H., Kim, J.-W., Cho, J. H., Choi, Y.-H., Ko, S.-H., ... & Son, H.-Y. (2006). Epidemic obesity and type 2 diabetes in Asia: Epidemiological evidence and implications. The Lancet, 368(9548), 1681-1688.

혈액순환 및 합병증, 심혈관질환 예방
• European Society of Cardiology. (2022). ESC guidelines on cardiovascular disease prevention in clinical practice: Developed by the task force for cardiovascular disease prevention. European Heart Journal, 43(34), 3726-3840.
• Piepoli, M. F., Hoes, A. W., Agewall, S., Albus, C., Brotons, C., Catapano, A. L., ... & Cooney, M.-T. (2016). 2016 European guidelines on cardiovascular disease prevention in clinical practice. European Heart Journal, 37(29), 2315-2381.

CHAPTER.6 에너지 관리

수분 섭취와 건강의 연관성
• Department of the Army. (2002). U.S. Army Survival Manual: FM 21-76. Washington, DC: U.S. Government Printing Office.
• European Food Safety Authority. (2010). Scientific opinion on dietary reference values for water. EFSA Journal, 8(3), 1459.
• Hakam, N., Guzman Fuentes, M., & Breyer, B. N. (2024). Outcomes in randomized clinical trials testing changes in daily water intake: A systematic review. JAMA Network Open, 7(11), e247621.
• Hayakawa, K., Sato, N., Kanda, T., & Otsubo, T. (2005). The effect of alkaline ionized water on gastrointestinal symptoms. Japanese Pharmacology and Therapeutics, 33(8), 631-636.
• Mayo Clinic Staff. (2020). Dehydration: Symptoms, causes, and prevention. Mayo Clinic Proceedings.
• Popkin, B. M., D'Anci, K. E., & Rosenberg, I. H. (2010). Water, hydration, and health. Nutrition Reviews, 68(8), 439-458.

공기질과 건강의 연관성
• Di, Q., Wang, Y., Zanobetti, A., et al. (2017). Long-term exposure to PM2.5 and mortality among older adults in the southeastern US. Environmental Health Perspectives, 125(7), 077019.
• European Environment Agency. (2023). Impacts of microplastics on health (Signal).
• Ghaffarianhoseini, A., AlWaer, H., Omrany, H., Ghaffarianhoseini, A., Alalouch, C., Clements-Croome, D., & Tookey, J. (2020). Indoor air pollution, related human diseases, and recent trends in the control and improvement of indoor air quality. International Journal of Environmental Research and Public Health, 17(8), 2945.
• Jones, A. P. (1999). Indoor air quality and health. Atmospheric Environment, 33(28), 4535-4564.
• Lelieveld, J., Evans, J. S., Fnais, M., Giannadaki, D., & Pozzer, A. (2015). The contribution of

REFERENCE

outdoor air pollution sources to premature mortality on a global scale. Nature, 525(7569), 367–371.
• Manisalidis, I., Stavropoulou, E., Stavropoulos, A., & Bezirtzoglou, E. (2020). Environmental and health impacts of air pollution: A review. Frontiers in Public Health, 8, 14.
• Mendell, M. J., & Heath, G. A. (2005). Do indoor pollutants and thermal conditions in schools influence student performance? A critical review of the literature. Indoor Air, 15(1), 27–52.
• Pope, C. A. III, & Dockery, D. W. (2006). Health effects of fine particulate air pollution: Lines that connect. Journal of the Air & Waste Management Association, 56(6), 709–742.
• U.S. Environmental Protection Agency. (2020). Why indoor air quality is important to schools.

체온과 면역의 연관성

• Evans, S. S., Repasky, E. A., & Fisher, D. T. (2015). Fever and the thermal regulation of immunity: The immune system feels the heat. Nature Reviews Immunology, 15(6), 335–349.
• High body temperature increases gut microbiota-dependent host resistance to influenza A virus and SARS-CoV-2 infection. Nature Communications, 12, 4099.
• Kondo, M., et al. (2009). Thermal therapy enhances NK cell activity in cancer patients. Journal of Cancer Immunotherapy, 2(4), 122–128.
• Li, Q. (2016). Effect of forest bathing trips on human immune function. Environmental Health and Preventive Medicine, 21(1), 21–28.
• Mackowiak, P. A. (1998). Concepts of fever. Archives of Internal Medicine, 158(17), 1870–1881.
• Ogura, Y., Sasaki, K., Ueha, S., et al. (2021). High body temperature increases gut microbiota-dependent host resistance to influenza A virus and SARS-CoV-2 infection. Nature Communications, 12, 4099.
• Ostberg, J. R., Taylor, S. L., & Repasky, E. A. (2000). Temperature is a powerful promoter of interleukin 2 production and proliferation in activated human T cells. Cytokine, 12(5), 335–343.
• Roseguini, B. T., Monroe, J. C., Kim, K., & Gavin, T. P. (2020). Local heat therapy to accelerate recovery following exercise-induced muscle damage. Exercise and Sport Sciences Reviews, 48(4), 175–182.
• Sabel, M. S., & Su, G. (2010). Cryo-immunology: A review of the literature and proposed mechanisms for stimulatory versus suppressive immune responses. Cryobiology, 60(1), 1–11.
• Wang, Y., Wang, Z., Yang, Y., et al. (2016). Cryo-thermal therapy elicits potent anti-tumor immunity by inducing extracellular Hsp70-dependent MDSC differentiation. Scientific Reports, 6, 27136.

CHAPTER.7 정신 관리

우울증과 인지기능 저하

• de Coulon, A., et al. (2021). The causal impact of depression on cognitive functioning: Evidence from Europe. IZA Discussion Paper.
• Geda, Y. E., et al. (2012). Depression and accelerated cognitive decline among persons with mild cognitive impairment. Alzheimer's & Dementia, 8(5), 428–436.
• Kaup, A. R., et al. (2015). The relationship between cognitive function and depressive symptoms in community-dwelling older adults. Journal of the American Geriatrics Society, 63(8), 1547–1553.
• Smith, E. E., et al. (2012). Effects of depression and cognitive impairment on increased risks of dementia. Translational Psychiatry, 14(1), 50.

참 고 문 헌

외로움과 사회적 고립, 치매 위험 간 상관관계

• de la Rosa, P. A., et al. (2021). Physical activity and social interaction patterns associated with depressive symptoms during the COVID-19 pandemic: A cross-sectional study. Journal of Psychiatric Research, 143, 85–91.

• Kang, J. E., Graham-Engeland, J. E., Martire, L. M., Almeida, D. M., & Sliwinski, M. J. (2024). Short-term coupling associations between state loneliness and cognitive performance in daily life among older adults. The Journals of Gerontology: Series B: Psychological Sciences and Social Sciences, 79(10), gbae134.

• Kuiper, J. S., Zuidersma, M., Oude Voshaar, R. C., Zuidema, S. U., van den Heuvel, E. R., Stolk, R. P., & Smidt, N. (2015). Social relationships and risk of dementia: A systematic review and meta-analysis of longitudinal cohort studies. Ageing Research Reviews, 22, 39–57.

• Martino, F., & Spataro, G. (2024). The hidden toll of loneliness: Linking social isolation with chronic diseases. Nature Human Behaviour.

• Murthy, V. H. (2023). Our epidemic of loneliness and isolation: The U.S. Surgeon General's advisory on the healing effects of social connection and community. U.S. Department of Health and Human Services.

• Wu, J., et al. (2014). Daily loneliness and cognitive functioning in older adults: A day-level analysis. The Journals of Gerontology: Series B, 79(10), 2021–2030.

• Zhou, Y., He, Y., Ni, C., & Zhu, Z. (2024). Discrepancy between observational and genetic evidence for the association between loneliness and disease. Nature Human Behaviour, 8, 123–135.

스트레스와 치매의 인과관계 및 예방

• Albers, M. W., et al. (2015). At-home smell test could detect Alzheimer's disease years before symptoms start. Scientific Reports, 15, 12345.

• Johansson, L., et al. (2013). Association of stress with risk of dementia and mild cognitive impairment: A systematic review and meta-analysis. Journal of Alzheimer's Disease, 85(2), 645–657.

• Livingston, G., et al. (2020). Dementia prevention, intervention, and care: 2020 report of the Lancet Commission. The Lancet, 396(10248), 413–446.

• Oh, J., Kwon, S., & Lee, S. (2024). Associations between social gatherings, physical activity, and depressive symptoms among middle-aged and older adults during the COVID-19 pandemic. Journal of Psychiatric Research, 178, 1–8.

• Wang, H. X., et al. (2023). Stress, depression, and risk of dementia – a cohort study in the total population. Alzheimer's Research & Therapy, 15(1), 100.

CO-AUTHORS

세라젬 세븐케어랩

이 책은 다양한 분야의 세라젬 세븐케어랩 전문가들이 오랜 연구와 임상 경험을 바탕으로 함께 집필했다. 여러 전문 영역의 지식을 모아 과학적 신뢰성과 균형 잡힌 시각으로 건강한 삶에 대한 보다 깊은 통찰을 담아냈다.

이경수

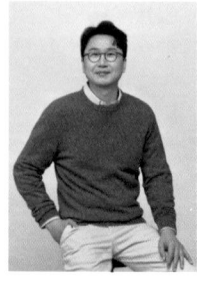

세라젬 대표이사. 2004년 신입 사원으로 입사해 18년 만에 대표이사가 된 입지전적 인물이다. 홍보, 해외영업기획, 영업전략, 영업기획 등 여러 부서를 거치며 경영 전반에 걸쳐 다양한 경험을 쌓았고, 2016년 38세로 영업지원본부장에 임명되었다. 하지만 본부장에 오른 지 1년도 되지 않아 직책을 내려놓고 중국 쓰촨성에서 직접 체험 매장을 운영하며 실무 역량을 키웠다. 2018년 전략기획본부장으로 복귀한 뒤 국내 사업을 총괄하며 옴니채널 구축, 제품 라인업 강화, 소비자 중심 경영 도입 등 혁신전략을 통해 국내 시장 확대를 이끌었다. 2021년 세라젬 대표이사에 취임한 이후 현재까지 글로벌 홈 헬스케어 기업으로 도약하는 세라젬을 진두지휘하고 있다. 2024년과 2025년 세계 최대 가전·IT 전시회인 'CES'에 참가해 건강한 삶을 위한 혁신 기술을 세계시장에 선보였으며, '7-Habit'을 통해 집에서 건강한 습관을 기르고, '미래의 집'을 세계인에게 제공하겠다는 세라젬의 비전을 제시하며 변화와 혁신의 리더십을 이어가고 있다.

조일영

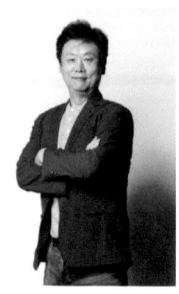

파머 카이로프랙틱 칼리지(Palmer College of Chiropractic)에서 카이로프랙틱 의무박사학위를 취득하고, 광주여자대학교 대체요법과와 전주대학교 대체의학과에서 교수로 재직하며 학문적 기반을 다졌다. 2001년부터 2005년까지 국내 여러 의료기관에서 진료 자문과 환자 관리 지원 활동을 하며 현장 경험을 확대하고, 한국의료분쟁조정중재원 감정위원, 식품의약품안전처 식품위생심의위원회 위원 등으로 국내외 심의와 학술 활동에 참여했다. 세라젬 대체의학연구소와 의학융합연구소 소장을 역임하며 의료기기 융합과 학제 간 연구를 주도하고, ICCT 국제학술대회 학술대상(2014년), 마퀴스 후스후 인더스트리얼 리더 선정(2017년), 앨버트 넬슨 평생공로상(2018년) 등 다양한 수상 이력으로 역량을 입증했다. 현재 전주대학교 의과학대학 운동처방학과 교수로 재직 중이며, 대체의학·스포츠의학·의료기기 융합 연구 등 다양한 분야를 아우르며 활발한 연구를 이어가고 있다.

세라젬 세븐케어랩

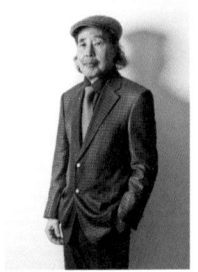

진영수

서울대학교 의과대학을 졸업하고, 서울대학교병원 산부인과 전문의를 거쳐 스포츠의학 분과 전문의와 노인병 인정의 자격을 취득했다. 하버드대학교 의과대학 교환교수와 보스턴 스폴딩재활병원 연구 스태프로 활동하며 풍부한 국제적 연구 경험을 쌓았다. 대한스포츠의학회, 대한노인병학회, 대한보완통합의학회 회장을 역임했으며, 대한체육회 의무위원장과 대한축구협회 의무위원, 한국도핑방지위원회 위원장으로도 활약했다. 스포츠의학과 노화 방지 분야에서 오랜 기간 연구와 임상 경험을 축적한 이 분야의 국내 대표 전문가다. 그런 만큼 다양한 학술 활동과 현장 실무를 통해 건강과 재활 분야에서 선구적 역할을 주도해 왔다. EBS 프로그램 <명의>에 출연해 대중의 신뢰를 얻었으며, 현재는 한국수면산업협회 회장과 세라젬 자문위원으로 활동 중이다.

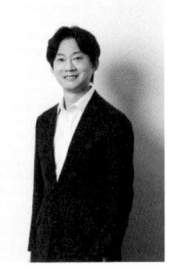

이기원

KAIST에서 공학 학사·석사·박사학위를 취득했다. 뇌공학 의료기기 전문 기업 와이브레인을 창업해 CEO 겸 CTO로서 세계 최초로 우울증 재택 치료용 전자약의 식약처 시판 허가를 이끌어냈다. 미세전류를 기반으로 한 디지털 치료기기 상용화로 정신 건강 분야의 치료 접근성을 넓혔으며, 현재까지 72건의 국내외 특허와 40여 편의 임상 논문에 참여했다. 산업통상자원부, 과학기술정보통신부, 보건복지부 장관상과 'Translational Research Award' 등 다수의 국내외 수상 경력을 보유하고 있다. 2022년 (주)세라젬클리니컬 설립을 추진하고, 홈 헬스케어 플랫폼 기술의 글로벌 임상과 상용화를 이끌며 2024년과 2025년 국제전자제품박람회CES에서 총 6개 분야 혁신상을 수상했다. 현재 ISO/IEC JTC1 산하 BCI 및 IoT 분야 한국 대표위원으로 활동하며 국제표준 수립을 주도하고 있다. 한국보건산업진흥원, 한국연구재단 등 주요 기관 자문위원으로 활동 중이며, 국내외 주요 대학과 학회에서 강연을 하는 등 헬스케어 기술의 대중화와 실용화에 힘쓰고 있다.

CO-AUTHORS

김승훈

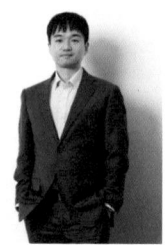

세라젬클리니컬 CTO. KAIST에서 자동화 및 설계(제어 전공) 석사학위를 받고, 삼성전자에서 20년 이상 광학 저장 기기, 체외 진단 기기, 디지털 엑스레이 제어·센서 시스템 및 AI 기반 워크플로 기술 개발을 선도해 왔다. 생물학연구정보센터Biological Research Information Center, BRIC가 바이오 분야 우수 논문 저자에게 수여하는 '한국을 빛낸 사람들(한빛사)'에 2022년과 2023년 연속 선정되었으며 빅데이터분석기사, 국제공인 원가혁신 전문가(CVS) 등 다양한 전문 자격을 보유하고 있다. 세라젬클리니컬에서 멀티모달 데이터 기반 수면 최적화 홈 헬스케어 베드 개발을 주도해 2024년과 2025년 CES 혁신상 수상에 기여했다. 현재 에이징테크Aging-Tech 기술 연구와 홈 헬스케어 국제표준 제정에 주력하고 있으며, IoT 국제표준기구 ISO/IEC JTC1 SC41 WG3 국내 위원장으로서 표준 개발을 이끌고 있다.

김지하

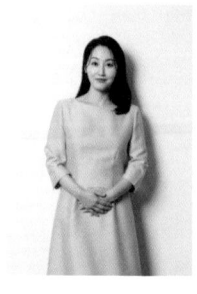

(주)엘앤케이웰니스 대표이사. 웰니스 산업 전반에서 풍부한 현장 경험과 기획력을 갖춘 전문가로, 프리미엄 스파 브랜드 '더 트리니티 스파The Trinity Spa'를 국내 15개 지점 규모로 운영하고 있으며, 웰니스 코스메틱 연구개발 조직 '엘앤케이 웰니스 앤 스파 R&D 센터'를 함께 이끌고 있다. 스파 아카데미를 통해 에스테틱 스파 실기·이론·매니지먼트 교육부터 호텔 스파 경영자 과정까지 웰니스 전반을 아우르는 커리큘럼을 운영하며 스파 전문 인력을 양성한다. 나아가 전략 기획, 브랜드 개발, 시스템 구축 등 건강한 삶을 위한 실질적 해법을 제시하고 있다. 그동안 차움 안티에이징 센터 테라스파Theraspa, 벨라제의원 안티에이징 센터, 제주 히든클리프 호텔 록시땅 스파, 신라 모노그램 호텔 스파, 사우스케이프 오너스 CC, 세인트파크 산후조리원 등 다수의 프리미엄 스파 운영 및 자문을 맡았다.

박형순

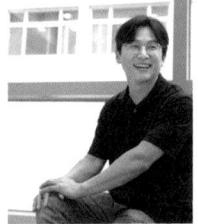

KAIST에서 정밀공학 학사, 기계공학 석사·박사를 취득하고, 미국 노스웨스턴대학교 시카고 재활병원 연구소와 미국 국립보건원NIH에서 재활로봇공학 연구를 수행했다. 현재 KAIST 기계공학과 교수로 재직 중이며, KI 헬스사이언스 연구소 소장, 첨단뇌신경재활공학 연구센터 센터장, KAIST-CERAGEM 미래헬스케어 연구센터 센터장을 역임하고 있다. 뇌신경재활공학, 착용형 재활로봇, 생체역학 분야에서 활발한 연구 성과를 내고 있으며 국제신경재활학술대회, 재활로봇학회 등 관련 학회에서 의장으로 활동하기도 했다. 한국로봇학회 ART$^{Assistive Robot Technology}$상, 대한기계학회 바이오공학 학술상, KAIST 기술혁신상 등을 수상했다.

이규재

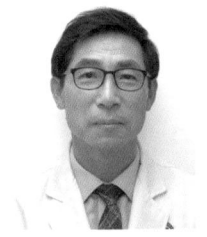

의학박사로, 2001년부터 연세대학교 원주의과대학에 재직하며 연구 봉사 교육 활동에 힘쓰고 있다. 국제교류원 원장을 역임했으며, 지금까지 200편 이상 학술 논문을 발표했다. 2010년에는 한국물학회를 설립해 좋은 물과 기능수의 국내외 인식 제고와 국민 건강 증진에 앞장서고 있다. <의학으로 본 알칼리환원수>, <행복하게 오래 사는 법> 등 건강 관련 서적을 집필했으며, 알칼리 이온수, 수소수, 전위 치료기 등 물과 생체전기, 에너지 기반 기술을 통해 건강한 100세 시대를 위한 솔루션 개발과 보급에 기여하고 있다.

마롬 빅슨 Marom Bikson

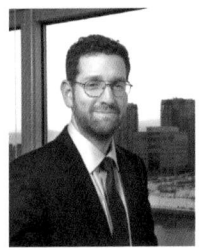

존스홉킨스대학교에서 생물의학공학 학사, 케이스웨스턴리저브대학교에서 박사학위를 취득했다. 현재 뉴욕시립대학교 생물의학공학과 석좌교수로 재직 중이며, 세라젬 미국 동부 임상연구센터 창립 디렉터를 역임하고 있다. 체내에 에너지를 적용하는 의료기기 분야의 연구를 선도하며, 세라젬 온열마사지 요법, 계산 모델링, 자기공명영상MRI 분석 등을 수행해 왔다. 380편 이상 논문을 발표했으며, 개발한 기술은 전 세계 350여 개 의료기관에서 활용되고 있다. 학술지 <Brain Stimulation> 기술 편집자, 뉴욕시신경조절학회 창립 의장, 북미신경조절학회 이사회 위원으로 참여 중이며, 소테릭스 메디컬과 세이프 토들스 공동 창립자, AIMBE$^{American Institute for Medical and Biological Engineering}$ 정회원이다.

당신의 미래를 책임지는
일곱 가지 건강관리 습관

7-Habit

초판 1쇄 발행 | 2025년 9월 22일

지은이 세라젬 이경수 대표·세븐케어랩

기획 세라젬
책임 편집 이경현
제작 ON: A
디자인 HOUR
일러스트 양수빈

펴낸 곳 HLL중앙
펴낸 이 강주연
주소 서울시 강남구 도산대로 156
문의 hlljoongang156@gmail.com

ⓒ세라젬, 2025
ISBN 978-89-6456-249-9 (03510)
* 이 출판물에 수록된 모든 글과 이미지는
세라젬 및 저작권자에게 저작권이 있습니다.
* 본 저작물은 저작권법의 보호를 받으며,
저작권자의 서면 동의 없이 어떠한 형태로든
무단 전재, 복제, 배포할 수 없습니다.